14 beste Kräuter in Ihrer Küche

Inhaltsverzeichnis

Einführung

Willkommen zu "Die 14 besten Kräuter für Ihre Küche"! Sind Sie auf der Suche nach einfachen und preiswerten Möglichkeiten, Ihre Mahlzeiten aufzupeppen und gleichzeitig Ihre Gesundheit zu verbessern? Suchen Sie nicht weiter! Dieses Buch präsentiert eine vielfältige Auswahl an Kräutern, die nicht nur köstliche Aromen in Ihre Küche bringen, sondern auch zahlreiche gesundheitliche Vorteile bieten.

Sie fragen sich vielleicht, wo Sie diese Kräuter finden können. Keine Sorge! Die meisten der hier vorgestellten Kräuter sind in Ihrem nächstgelegenen Lebensmittelgeschäft oder sogar in Ihrem eigenen Garten erhältlich. Sie sind kostengünstig, leicht zugänglich und können eine große Bereicherung für Ihre kulinarischen Abenteuer sein.

Die regelmäßige und richtige Anwendung dieser Kräuter kann nicht nur den Geschmack Ihrer Gerichte verbessern, sondern auch Ihre Gesundheit und Stimmung positiv beeinflussen. Von der Verdauungsförderung über die Stärkung des Immunsystems bis hin zur Beruhigung von Stress und Angstzuständen - die Möglichkeiten sind vielfältig und erstaunlich!

In diesem Buch finden Sie eine Fülle von Informationen über 15 der besten Kräuter für Ihre Küche, einschließlich ihrer wohltuenden Eigenschaften und köstlichen Rezepten, die Sie in Ihr tägliches Menü integrieren können. Diese Kräuter sind für jedermann zugänglich, preiswert und vielseitig einsetzbar. Also lassen Sie uns gemeinsam die wunderbare Welt der Kräuter erkunden und Ihrer Küche einen gesunden und köstlichen Kick verleihen!

Basilikum

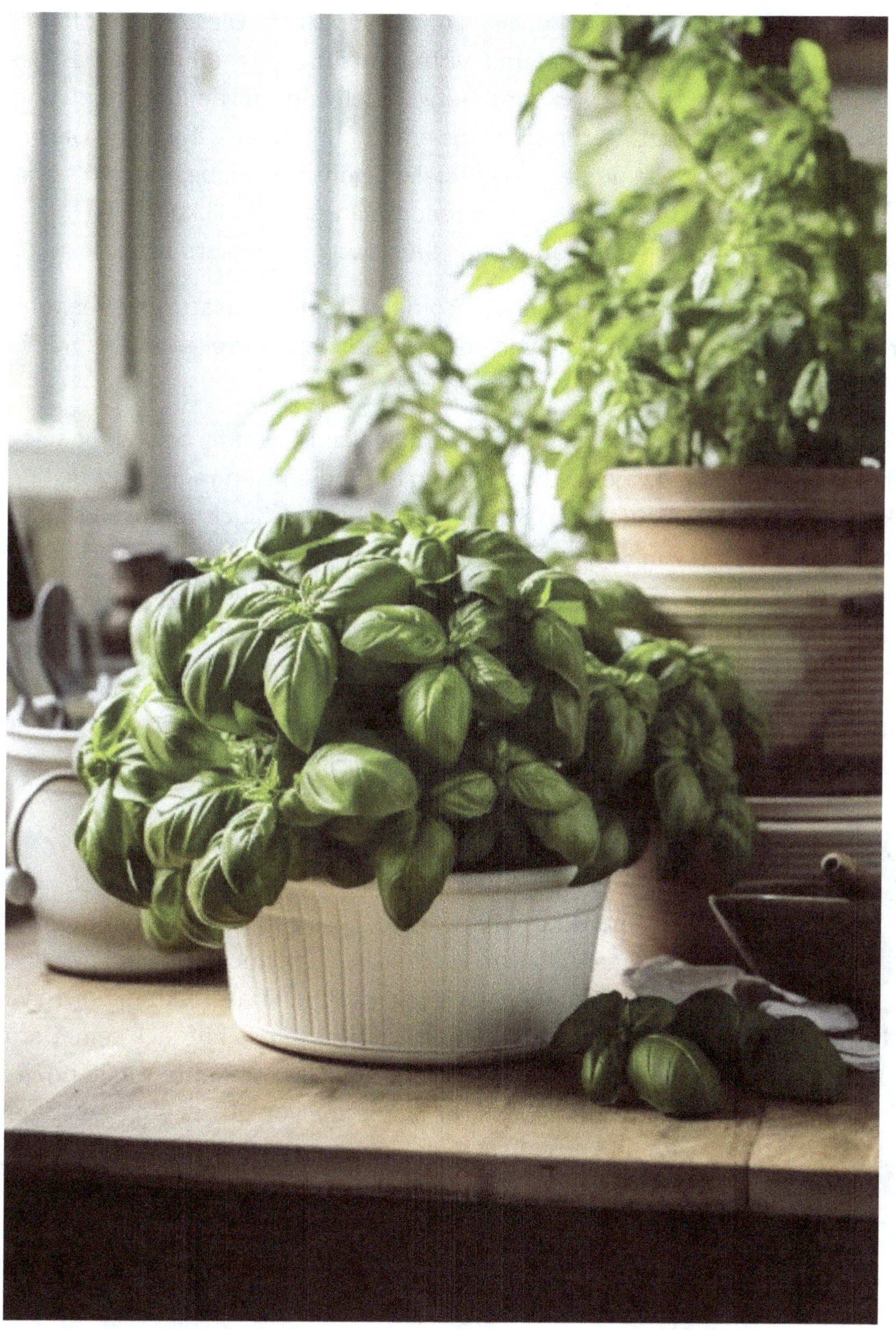

Basilikum ist nicht nur ein beliebtes Küchenkraut, sondern auch eine Quelle zahlreicher gesundheitlicher Vorteile. Es ist reich an Antioxidantien wie Vitamin A, C und K sowie Mineralien wie Kalzium, Eisen und Magnesium. Diese Nährstoffe tragen zur Stärkung des Immunsystems bei und wirken entzündungshemmend. Basilikum wird traditionell zur Linderung von Verdauungsbeschwerden wie Blähungen und Magenkrämpfen eingesetzt. Darüber hinaus enthält Basilikum ätherische Öle wie Eugenol, das antibakterielle und antimikrobielle Eigenschaften besitzt und somit die Mundgesundheit fördert. Es wird auch angenommen, dass Basilikum stressabbauende Eigenschaften hat und die Stimmung verbessern kann.

Basilikum, mit seinem charakteristischen Aroma und seiner vielseitigen Verwendung in der Küche, bietet auch eine Fülle von gesundheitlichen Vorteilen. Hier sind einige der wohltuenden Eigenschaften von Basilikum:

Basilikum ist nicht nur für sein köstliches Aroma bekannt, sondern auch für seine vielfältigen Verwendungszwecke. Ursprünglich aus Indien stammend, wurde Basilikum im alten Griechenland als Symbol für Liebe und Glück verehrt. Es gibt über 60 verschiedene Arten von Basilikum, von denen jedes eine einzigartige Geschmacksnote aufweist, von süßlich bis pikant. Neben seiner kulinarischen Verwendung hat Basilikum auch medizinische Anwendungen und wird oft zur Linderung von Magenbeschwerden und zur Förderung der Verdauung eingesetzt.

Interessante Tatsache: Es gibt über 150 Sorten von Basilikum weltweit.

Bei verschiedenen Krankheiten

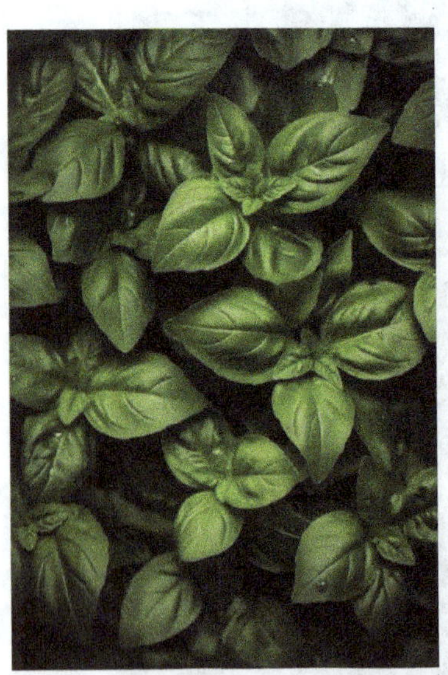

Basilikum wird traditionell zur Linderung von Verdauungsbeschwerden wie Blähungen, Magenkrämpfen und Übelkeit eingesetzt. Die entzündungshemmenden Eigenschaften von Basilikum können auch bei der Behandlung von entzündlichen Darmerkrankungen wie Morbus Crohn und Colitis ulcerosa hilfreich sein. Darüber hinaus wird Basilikum aufgrund seiner beruhigenden Wirkung auch zur Linderung von Stress, Angstzuständen und Schlafstörungen eingesetzt. Die ätherischen Öle im Basilikum können auch bei der Behandlung von Atemwegserkrankungen wie Asthma, Bronchitis und Husten helfen, da sie die Atemwege öffnen und Schleim lösen können.

Entzündungshemmend: Basilikum enthält entzündungshemmende Verbindungen wie Eugenol, die dazu beitragen können, Entzündungen im Körper zu reduzieren. Dies kann dazu beitragen, chronische Krankheiten wie Arthritis und Herzkrankheiten vorzubeugen.

Antioxidative Wirkung: Die antioxidativen Eigenschaften von Basilikum können dazu beitragen, Zellschäden durch freie Radikale zu bekämpfen und den Körper vor vorzeitiger Alterung zu schützen. Antioxidantien können auch das Risiko für bestimmte Krankheiten wie Krebs und Diabetes verringern.

Immunsystem-Unterstützung: Die in Basilikum enthaltenen Nährstoffe wie Vitamin C, Vitamin A, Eisen und Zink tragen zur Stärkung des Immunsystems bei. Durch die regelmäßige Einnahme von Basilikum kann die Widerstandsfähigkeit gegen Krankheiten gestärkt werden.

Verdauungsfördernd: Basilikum hat verdauungsfördernde Eigenschaften und kann bei der Linderung von Magenbeschwerden wie Blähungen und Krämpfen helfen. Die ätherischen Öle in Basilikum können die Verdauung unterstützen und die Produktion von Verdauungssäften anregen.

Stressabbauend: Basilikum wird oft als natürliches Beruhigungsmittel angesehen und kann dazu beitragen, Stress und Angstzustände zu reduzieren. Der Duft von Basilikumöl kann beruhigend wirken und die Stimmung verbessern.

Herzgesundheit: Die entzündungshemmenden Eigenschaften von Basilikum können dazu beitragen, das Risiko für Herzerkrankungen zu verringern, indem sie Entzündungen in den Blutgefäßen reduzieren. Außerdem kann Basilikum den Cholesterinspiegel senken und den Blutdruck regulieren.

Antibakterielle Wirkung: Basilikum enthält ätherische Öle wie Eugenol und Linalool, die antibakteriellen und antimikrobiellen Eigenschaften haben. Diese können helfen, das Wachstum von schädlichen Bakterien im Körper zu hemmen und Infektionen vorzubeugen.

Insgesamt kann die regelmäßige Einnahme von Basilikum dazu beitragen, die Gesundheit zu verbessern und das Wohlbefinden zu fördern. Ob frisch verwendet in Salaten und Saucen oder als Tee oder ätherisches Öl konsumiert, Basilikum ist eine wertvolle Ergänzung zu einer ausgewogenen Ernährung und einem gesunden Lebensstil.

Rezepte für das perfekte Menü

Basilikum ist nicht nur für sein reiches Aroma bekannt, sondern auch für seine entzündungshemmenden und verdauungsfördernden Eigenschaften. Probieren Sie diese Rezepte aus:

Caprese-Salat

Der Caprese-Salat ist ein klassisches italienisches Gericht, das für seine Einfachheit und frischen Aromen bekannt ist. Um diesen köstlichen Salat zuzubereiten, benötigen Sie:

- Frische, reife Tomaten
- Mozzarella-Käse in Scheiben geschnitten
- Frische Basilikumblätter
- Hochwertiges Olivenöl extra vergine
- Balsamico-Dressing (optional)
- Salz und Pfeffer zum Abschmecken

Zur Zubereitung des Caprese-Salats schneiden Sie die Tomaten und den Mozzarella in dünne Scheiben. Anschließend ordnen Sie abwechselnd Tomaten-, Mozzarella- und Basilikumblätter auf einem Servierteller an. Beträufeln Sie die Schichten leicht mit Olivenöl und optional mit etwas Balsamico-Dressing. Zum Abschluss würzen Sie den Salat mit einer Prise Salz und Pfeffer nach Geschmack. Der Caprese-Salat ist eine erfrischende Vorspeise oder Beilage, die sich besonders gut im Sommer genießen lässt.

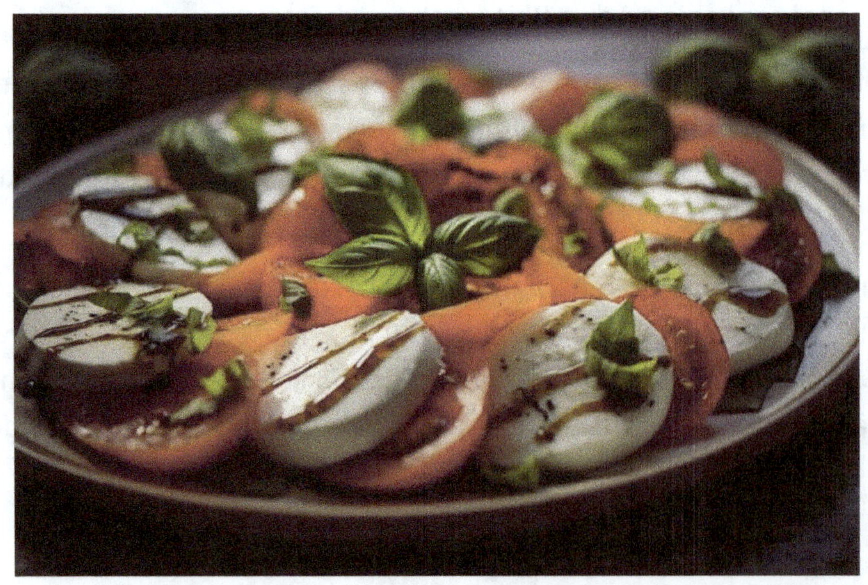

<h1 style="text-align:center"><u>Pesto</u></h1>

Pesto ist eine köstliche und vielseitige Sauce, die aus frischen Kräutern, Nüssen, Käse, Knoblauch und Olivenöl zubereitet wird. Hier ist ein einfaches Rezept für klassisches Basilikumpesto:

Frische Basilikumblätter, etwa 2 Tassen
Geröstete Pinienkerne, etwa 1/4 Tasse
Knoblauchzehe, geschält
Frisch geriebener Parmesan oder Pecorino-Käse, etwa 1/2 Tasse
Hochwertiges Olivenöl extra vergine, etwa 1/2 Tasse
Salz und frisch gemahlener schwarzer Pfeffer nach Geschmack

Um das Pesto zuzubereiten, geben Sie die Basilikumblätter, die gerösteten Pinienkerne, die geschälte Knoblauchzehe und den geriebenen Käse in einen Mixer oder eine Küchenmaschine. Beginnen Sie mit dem Mixen und gießen Sie langsam das Olivenöl ein, bis eine cremige Paste entsteht. Je nach gewünschter Konsistenz können Sie mehr Olivenöl hinzufügen. Schmecken Sie das Pesto mit Salz und Pfeffer ab und passen Sie die Würze nach Ihrem Geschmack an. Verwenden Sie das Basilikumpesto als köstliche Sauce für Pasta, als Brotaufstrich oder als Dip für Gemüsesticks. Es ist auch eine großartige Möglichkeit, überschüssiges Basilikum zu verwenden und einen Hauch von Frische und Aroma zu jedem Gericht hinzuzufügen.

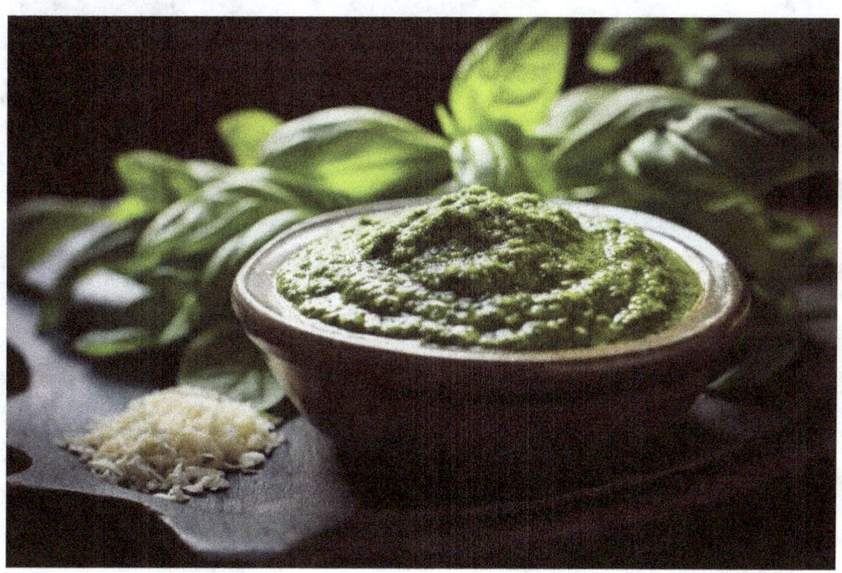

Rosmarin

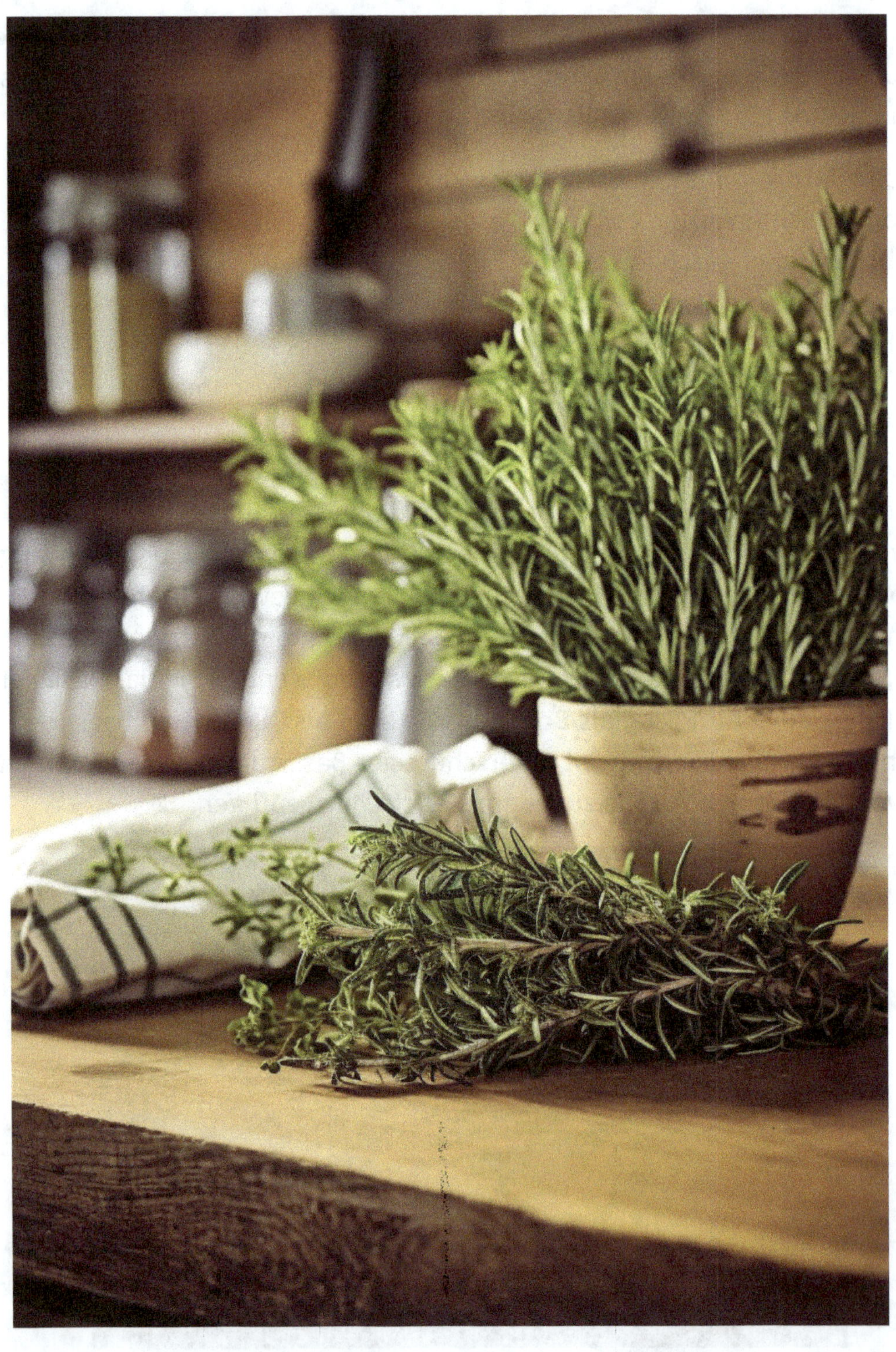

Rosmarin ist nicht nur ein beliebtes Küchenkraut, sondern auch eine Quelle zahlreicher gesundheitlicher Vorteile. Es enthält eine Vielzahl von Verbindungen, darunter ätherische Öle wie Rosmarinsäure und Rosmarinol, die entzündungshemmende, antioxidative und antimikrobielle Eigenschaften besitzen. Diese Verbindungen tragen dazu bei, freie Radikale zu bekämpfen und Entzündungen im Körper zu reduzieren. Rosmarin wird traditionell zur Linderung von Verdauungsbeschwerden wie Blähungen und Magenkrämpfen eingesetzt. Darüber hinaus wird Rosmarin mit einer Verbesserung der Gehirnfunktion und der Stimmung in Verbindung gebracht. Einige Studien legen nahe, dass Rosmarin auch die Durchblutung verbessern und den Blutdruck regulieren kann, was für die Herzgesundheit von Vorteil ist. Rosmarin wird auch zur Linderung von Muskel- und Gelenkschmerzen eingesetzt, da es eine wärmende Wirkung hat und die Durchblutung in den betroffenen Bereichen verbessern kann.

Rosmarin ist eine robuste und duftende Kräuterpflanze, die seit Jahrhunderten für ihre kulinarischen und medizinischen Eigenschaften geschätzt wird. In der Antike galt Rosmarin als Symbol für Treue und Erinnerung und wurde oft in Hochzeitszeremonien und als Gedenkgeschenk verwendet. Diese aromatische Pflanze ist reich an Antioxidantien und hat entzündungshemmende Eigenschaften. Darüber hinaus wird Rosmarin oft als natürlicher Luftreiniger verwendet und sein Duft soll die Konzentration und das Gedächtnis verbessern.

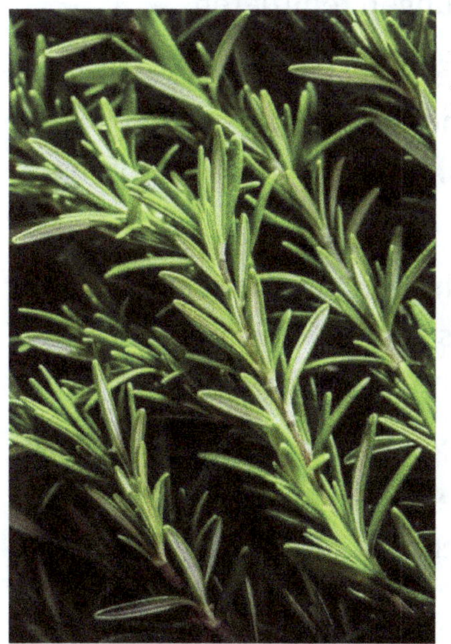

Interessante Tatsache: Rosmarin kann bis zu 1,5 Meter hoch werden.

Bei verschiedenen Krankheiten

Rosmarin wird traditionell zur Linderung von Verdauungsbeschwerden wie Blähungen, Magenkrämpfen und Verdauungsstörungen eingesetzt. Die entzündungshemmenden Eigenschaften von Rosmarin können auch bei der Behandlung von entzündlichen Darmerkrankungen wie Morbus Crohn und Colitis ulcerosa hilfreich sein. Darüber hinaus wird Rosmarin aufgrund seiner beruhigenden Wirkung auch zur Linderung von Stress, Angstzuständen und Schlafstörungen eingesetzt.

Einige Studien legen nahe, dass Rosmarin auch bei der Behandlung von Hauterkrankungen wie Ekzemen und Akne wirksam sein kann, da es entzündungshemmende und antimikrobielle Eigenschaften besitzt. Darüber hinaus wird Rosmarin auch zur Förderung der Durchblutung und zur Linderung von Muskelschmerzen und Gelenkentzündungen eingesetzt, was bei Erkrankungen wie Arthritis und Rheuma von Vorteil sein kann.

Verbessert die Gedächtnisleistung: Rosmarin ist bekannt für seine Fähigkeit, die Konzentration und das Gedächtnis zu verbessern. Inhaltsstoffe wie Carnosolsäure und Carnosol können die Gehirnfunktion stimulieren und die geistige Klarheit fördern. Studien haben gezeigt, dass der Duft von Rosmarin das Gedächtnis und die kognitive Leistungsfähigkeit verbessern kann, indem er die Durchblutung des Gehirns erhöht.

Antioxidative Eigenschaften: Rosmarin ist reich an antioxidativen Verbindungen wie Rosmarinsäure und Carnosolsäure, die dazu beitragen können, Zellschäden durch freie Radikale zu bekämpfen. Diese Antioxidantien können Entzündungen reduzieren und das Risiko für chronische Krankheiten wie Krebs und Herzkrankheiten verringern.

Entzündungshemmende Wirkung: Die entzündungshemmenden Eigenschaften von Rosmarin machen es zu einem wirksamen Mittel zur Linderung von Entzündungen im Körper. Rosmarin kann bei der Behandlung von entzündlichen Erkrankungen wie Arthritis und Asthma helfen und Schmerzen und Schwellungen reduzieren.

Verdauungsfördernd: Rosmarin kann die Verdauung unterstützen, indem es die Produktion von Verdauungssäften anregt und die Darmmotilität verbessert. Dies kann dazu beitragen, Verdauungsbeschwerden wie Blähungen, Krämpfe und Verstopfung zu lindern.

Stressabbauend: Der Duft von Rosmarinöl hat eine beruhigende Wirkung auf den Geist und kann Stress und Angstzustände reduzieren. Rosmarinöl kann auch dazu beitragen, die Stimmung zu verbessern und das allgemeine Wohlbefinden zu fördern.

Hautpflege: Rosmarinöl hat antimikrobielle und antiseptische Eigenschaften, die es zu einem wirksamen Mittel zur Bekämpfung von Hautproblemen wie Akne und Hautinfektionen machen. Rosmarinöl kann auch die Durchblutung der Haut verbessern und die Regeneration von Hautzellen fördern, was zu einem gesünderen und strahlenderen Hautbild führt.

Haarpflege: Rosmarinöl kann das Haar stärken und das Haarwachstum fördern, indem es die Kopfhaut stimuliert und die Durchblutung erhöht. Rosmarinöl kann auch bei der Behandlung von Schuppen und trockenem Haar helfen, indem es die Kopfhaut mit Feuchtigkeit versorgt und sie beruhigt.

Insgesamt ist Rosmarin eine vielseitige und nährstoffreiche Pflanze mit einer Vielzahl von gesundheitlichen Vorteilen. Ob als Gewürz in der Küche, als ätherisches Öl in der Aromatherapie oder als Inhaltsstoff in Haut- und Haarpflegeprodukten, Rosmarin ist eine wertvolle Ergänzung zu einer gesunden Lebensweise.

Rezepte für das perfekte Menü

Rosmarin ist reich an Antioxidantien und hat entzündungshemmende Eigenschaften. Hier sind zwei Rezepte, um dieses aromatische Kraut zu genießen:

Rosmarin-gebratenes Hähnchen

Rosmarin-gebratenes Hähnchen ist ein köstliches und aromatisches Gericht, das einfach zuzubereiten ist und den ganzen Raum mit seinem verlockenden Duft erfüllt. Um dieses Gericht zuzubereiten, benötigen Sie:

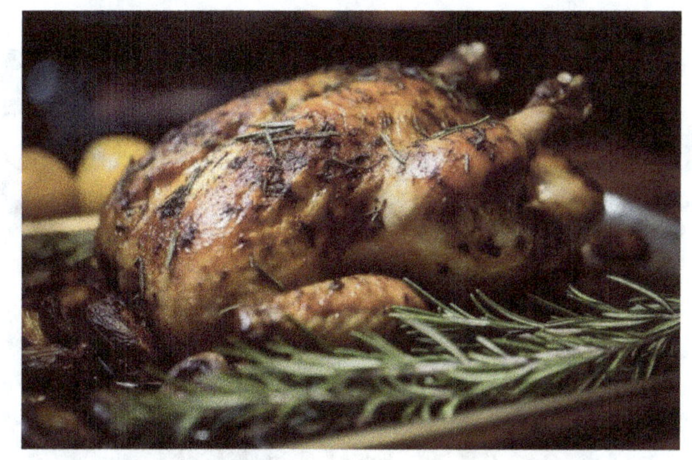

Hähnchenstücke
Frische Rosmarinzweige
Knoblauchzehen, geschält und halbiert
Zitronenscheiben
Olivenöl
Salz und Pfeffer zum Abschmecken

Zur Zubereitung des Rosmarin-gebratenen Hähnchens heizen Sie den Ofen auf die gewünschte Temperatur vor. Legen Sie die Hähnchenstücke in eine Ofenform und würzen Sie sie großzügig mit Salz und Pfeffer. Legen Sie dann frische Rosmarinzweige und halbierte Knoblauchzehen auf das Hähnchen und garnieren Sie es mit Zitronenscheiben. Träufeln Sie etwas Olivenöl über das Hähnchen, um es saftig zu halten, und braten Sie es im vorgeheizten Ofen, bis es goldbraun und durchgegart ist. Servieren Sie das Rosmarin-gebratene Hähnchen mit Beilagen Ihrer Wahl für ein köstliches und zufriedenstellendes Gericht.

Rosmarin-Kartoffeln

Rosmarin-Kartoffeln sind eine köstliche Beilage, die perfekt zu vielen Hauptgerichten passt. Um diese knusprigen und aromatischen Kartoffeln zuzubereiten, benötigen Sie:

Festkochende Kartoffeln, geschält und in Würfel geschnitten

Frischer Rosmarin, fein gehackt

Knoblauchzehen, geschält und fein gehackt

Olivenöl

Salz und Pfeffer zum Abschmecken

Zur Zubereitung der Rosmarin-Kartoffeln heizen Sie den Ofen vor und legen Sie die Kartoffelwürfel auf ein mit Backpapier ausgelegtes Backblech. Verteilen Sie den gehackten Rosmarin und Knoblauch gleichmäßig über die Kartoffeln und beträufeln Sie sie großzügig mit Olivenöl. Würzen Sie die Kartoffeln mit Salz und Pfeffer nach Geschmack und vermengen Sie alles gut, damit die Kartoffeln gleichmäßig mit den Gewürzen bedeckt sind. Backen Sie die Kartoffeln im vorgeheizten Ofen, bis sie goldbraun und knusprig sind. Servieren Sie die Rosmarin-Kartoffeln als köstliche Beilage zu Fleisch, Fisch oder vegetarischen Gerichten für ein vollendetes Mahl.

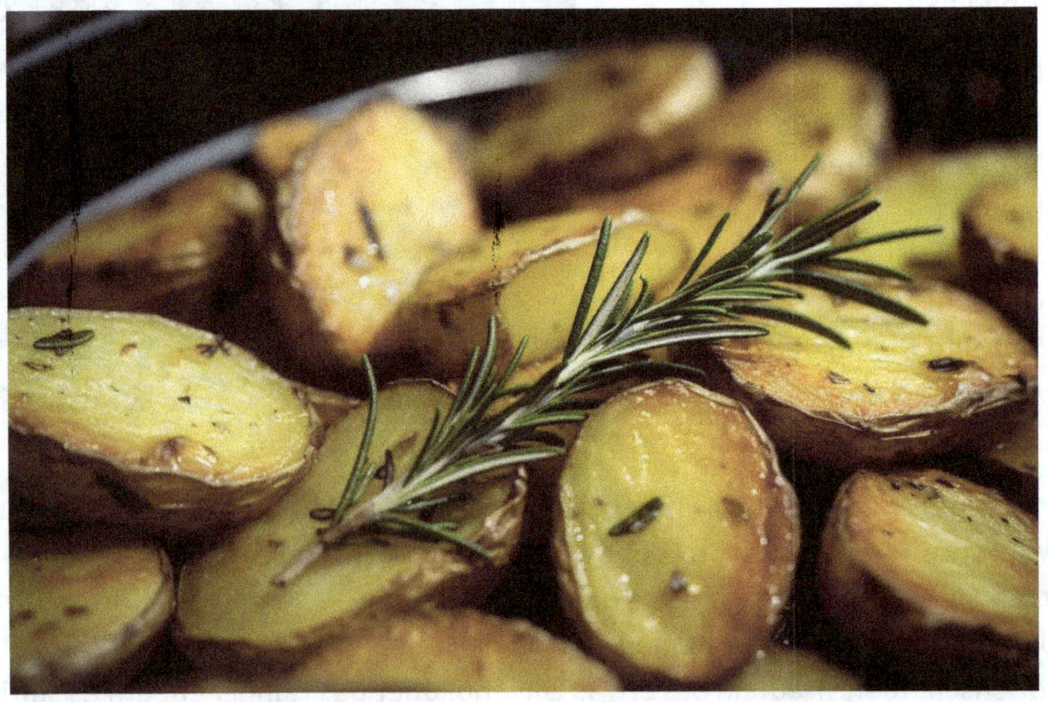

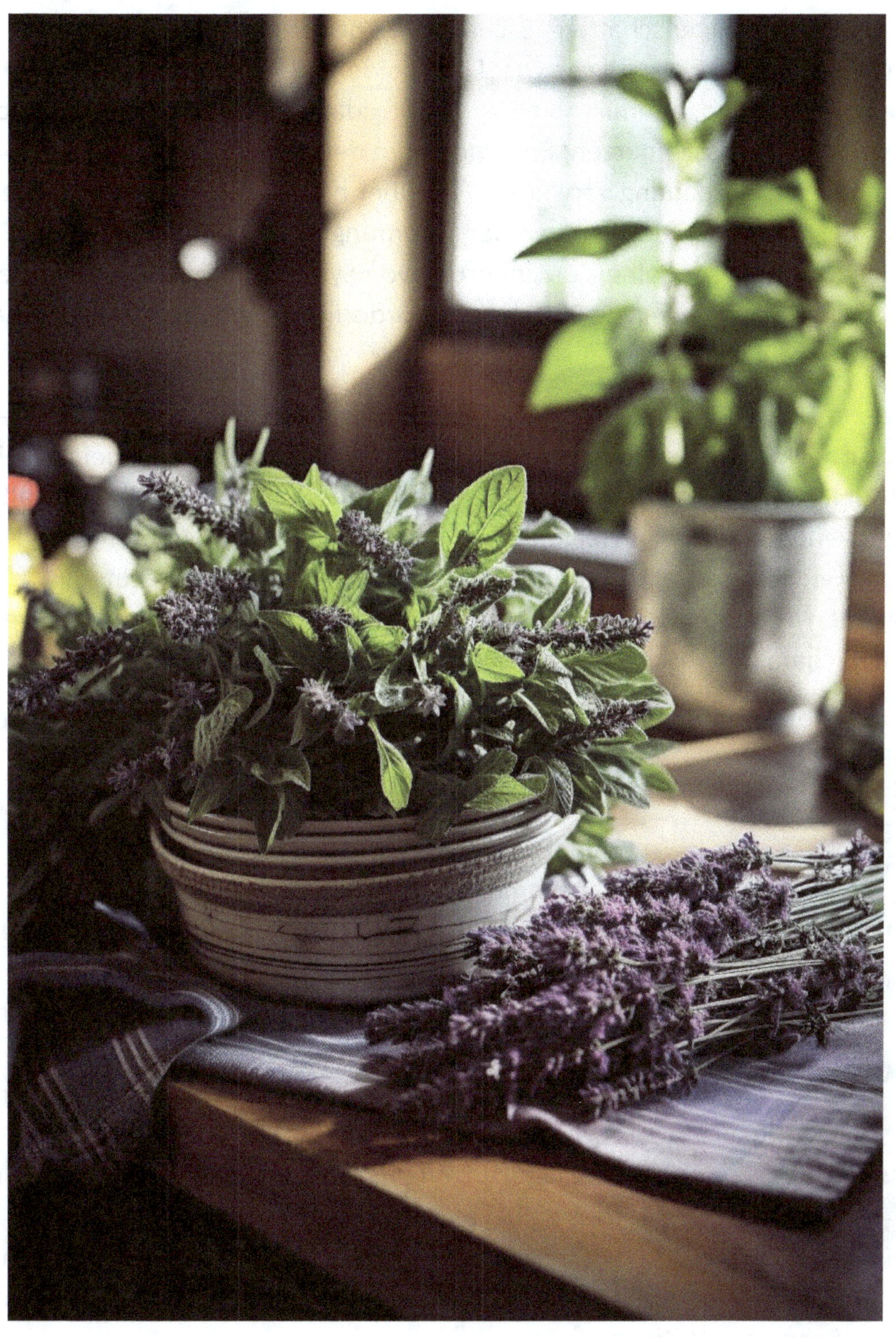

Salbei ist nicht nur ein beliebtes Küchenkraut, sondern wird auch seit langem für seine medizinischen Eigenschaften geschätzt. Es enthält eine Vielzahl von Verbindungen, darunter ätherische Öle, Flavonoide und Tannine, die entzündungshemmend, antimikrobiell und antioxidativ wirken. Salbei wird traditionell zur Linderung von Halsschmerzen, Entzündungen des Zahnfleisches und zur Unterstützung der Verdauung verwendet. Darüber hinaus wird Salbei auch mit einer Verbesserung der Gehirnfunktion und der Stimmung in Verbindung gebracht. Einige Studien legen nahe, dass Salbei zur Linderung von Symptomen der Menopause beitragen kann, obwohl weitere Forschung erforderlich ist, um diese Ansprüche zu bestätigen.

Salbei ist eine vielseitige und würzige Kräuterpflanze, die sowohl in der Küche als auch in der Naturheilkunde weit verbreitet ist. Seit Jahrhunderten wird Salbei für seine antibakteriellen und entzündungshemmenden Eigenschaften geschätzt. Die alte Römer verwendete Salbei als Heilmittel gegen zahlreiche Beschwerden und glaubten, dass er das Gedächtnis stärken könne. Salbei ist auch eine beliebte Zutat in verschiedenen Gerichten, von Pasta-Saucen bis hin zu Fleischgerichten, und verleiht ihnen einen charakteristischen Geschmack.

Interessante Tatsache: Es gibt mehr als 900 Arten von Salbei auf der Welt.

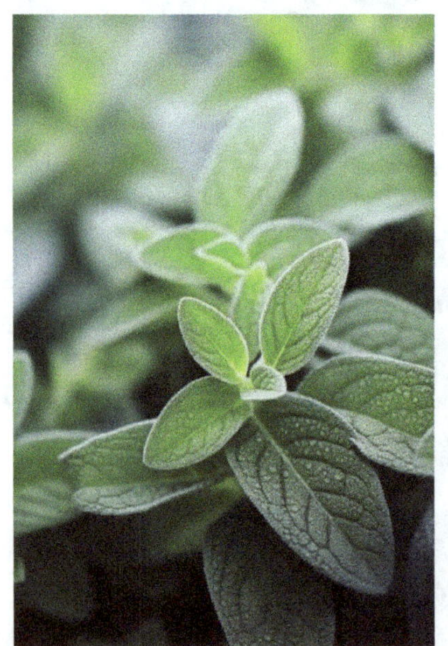

Bei verschiedenen Krankheiten

Salbei wird traditionell zur Linderung von Halsschmerzen, Entzündungen des Zahnfleisches und zur Unterstützung der Verdauung verwendet. Die antimikrobiellen Eigenschaften von Salbei können auch bei der Behandlung von Mundinfektionen wie Gingivitis und Mundgeschwüren hilfreich sein. Darüber hinaus wird Salbei aufgrund seiner beruhigenden Wirkung auch zur Linderung von Stress, Angstzuständen und Schlafstörungen eingesetzt. Einige Studien legen nahe, dass Salbei auch bei der Behandlung von Wechseljahresbeschwerden wie Hitzewallungen und Nachtschweiß wirksam sein kann, obwohl weitere Forschung erforderlich ist, um diese Ansprüche zu bestätigen.

Entzündungshemmend: Salbei ist reich an entzündungshemmenden Verbindungen wie Rosmarinsäure und Carnosolsäure, die dazu beitragen können, Entzündungen im Körper zu reduzieren. Dies kann besonders bei entzündlichen Erkrankungen wie Arthritis, Asthma und Gingivitis von Vorteil sein.

Antioxidative Wirkung: Salbei enthält eine Vielzahl von Antioxidantien, die freie Radikale neutralisieren und Zellschäden verhindern können. Diese antioxidativen Eigenschaften können dazu beitragen, das Risiko für chronische Krankheiten wie Krebs, Herzkrankheiten und neurodegenerative Erkrankungen zu verringern.

Antibakteriell und antiviral: Salbei hat starke antibakterielle und antivirale Eigenschaften, die dazu beitragen können, Infektionen im Körper zu bekämpfen. Salbei wird oft zur Linderung von Halsschmerzen, Erkältungen und Grippe eingesetzt und kann auch bei der Heilung von Wunden und Hautinfektionen helfen.

Verdauungsfördernd: Salbei kann die Verdauung unterstützen, indem es die Produktion von Verdauungssäften anregt und die Darmmotilität verbessert. Dies kann dazu beitragen, Verdauungsbeschwerden wie Blähungen, Krämpfe und Verstopfung zu lindern.

Gedächtnis- und Konzentrationsfördernd: Salbei wird traditionell zur Verbesserung des Gedächtnisses und der Konzentration eingesetzt. Studien haben gezeigt, dass Salbei die kognitive Funktion verbessern kann, indem es die Durchblutung des Gehirns erhöht und die Aktivität bestimmter Neurotransmitter stimuliert.

Hormonelle Balance: Salbei kann dazu beitragen, die hormonelle Balance im Körper zu regulieren, insbesondere bei Frauen in den Wechseljahren. Salbeitee wird oft zur Linderung von Hitzewallungen, Nachtschweiß und anderen Symptomen der Menopause verwendet.

Mundgesundheit: Salbei wird traditionell zur Verbesserung der Mundgesundheit eingesetzt und kann dazu beitragen, Zahnfleischentzündungen und Mundgeruch zu bekämpfen. Salbeitee wird oft als Mundspülung verwendet, um Bakterien im Mundraum zu bekämpfen und die Zahn- und Zahnfleischgesundheit zu fördern.

Rezepte für das perfekte Menü

Salbei wirkt entzündungshemmend und kann bei Halsschmerzen und Verdauungsproblemen helfen. Probieren Sie diese Rezepte:

Gebratene Salbeiblätter

Gebratene Salbeiblätter sind eine köstliche und knusprige Garnitur, die Pasta, Risotto oder andere Gerichte aufpeppen kann. Um gebratene Salbeiblätter zuzubereiten, benötigen Sie:

Frische Salbeiblätter
Butter oder Olivenöl zum Braten
Salz zum Abschmecken

Zur Zubereitung der gebratenen Salbeiblätter erhitzen Sie eine Pfanne auf mittlerer Hitze und geben Sie eine großzügige Menge Butter oder Olivenöl in die Pfanne. Sobald das Fett heiß ist, fügen Sie die Salbeiblätter vorsichtig in die Pfanne und braten Sie sie für etwa 1-2 Minuten pro Seite, bis sie knusprig sind. Achten Sie darauf, die Salbeiblätter nicht zu lange zu braten, da sie sonst verbrennen und bitter werden können. Sobald die Salbeiblätter knusprig sind, nehmen Sie sie aus der Pfanne und lassen Sie sie auf einem Küchenpapier abtropfen, um überschüssiges Fett zu entfernen. Die gebratenen Salbeiblätter können dann als knusprige Garnitur über Pasta, Risotto oder andere Gerichte gestreut werden, um ihnen einen zusätzlichen Geschmacks- und Texturkick zu verleihen.

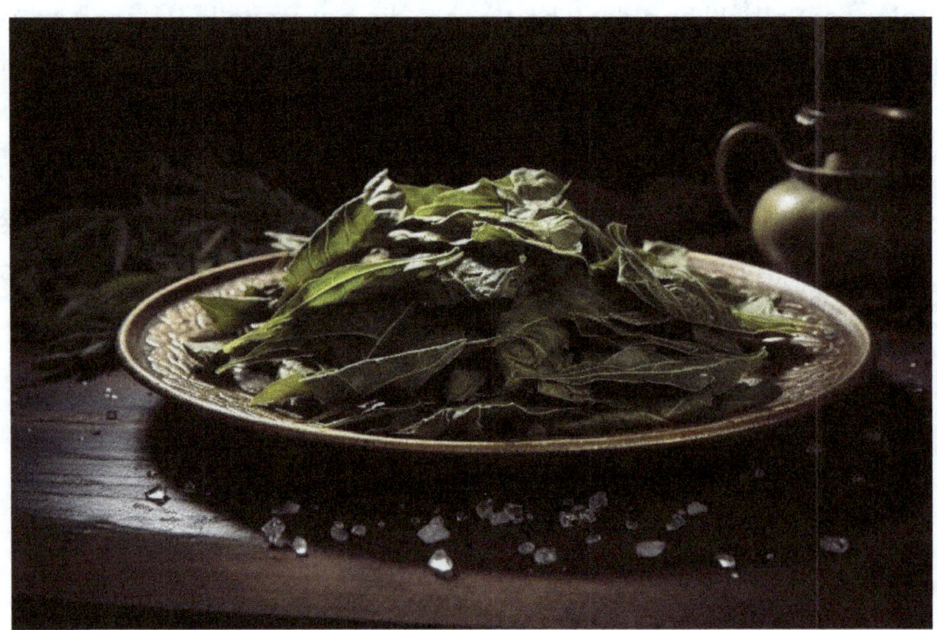

<h1 style="text-align:center"><u>Salbei-Butter-Soße</u></h1>

Salbei-Butter-Soße ist eine reiche und aromatische Soße, die perfekt zu Pasta, Gemüse oder Fleischgerichten passt. Um diese köstliche Soße zuzubereiten, benötigen Sie:

Butter
Frische Salbeiblätter, fein gehackt
Knoblauchzehen, fein gehackt (optional)
Salz und Pfeffer zum Abschmecken

Zur Zubereitung der Salbei-Butter-Soße schmelzen Sie die Butter in einer Pfanne bei mittlerer Hitze. Sobald die Butter geschmolzen ist, fügen Sie die gehackten Salbeiblätter und Knoblauch hinzu (falls verwendet) und braten Sie sie für 1-2 Minuten an, bis sie duftend sind. Achten Sie darauf, die Salbeiblätter nicht zu lange zu braten, da sie sonst bitter werden können. Sobald die Salbeiblätter und der Knoblauch leicht angebraten sind, würzen Sie die Soße mit Salz und Pfeffer nach Geschmack. Die Salbei-Butter-Soße kann dann über gekochte Pasta, gegartes Gemüse oder Fleisch gegossen werden, um ihnen einen köstlichen und aromatischen Geschmack zu verleihen.

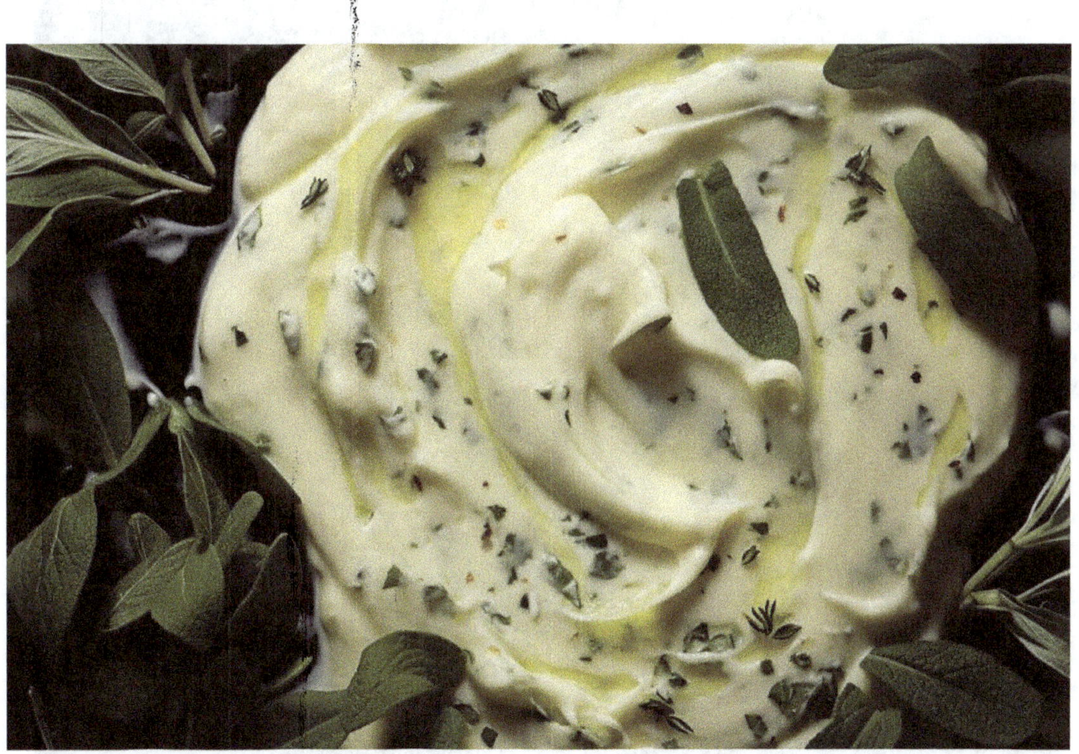

Fenchel

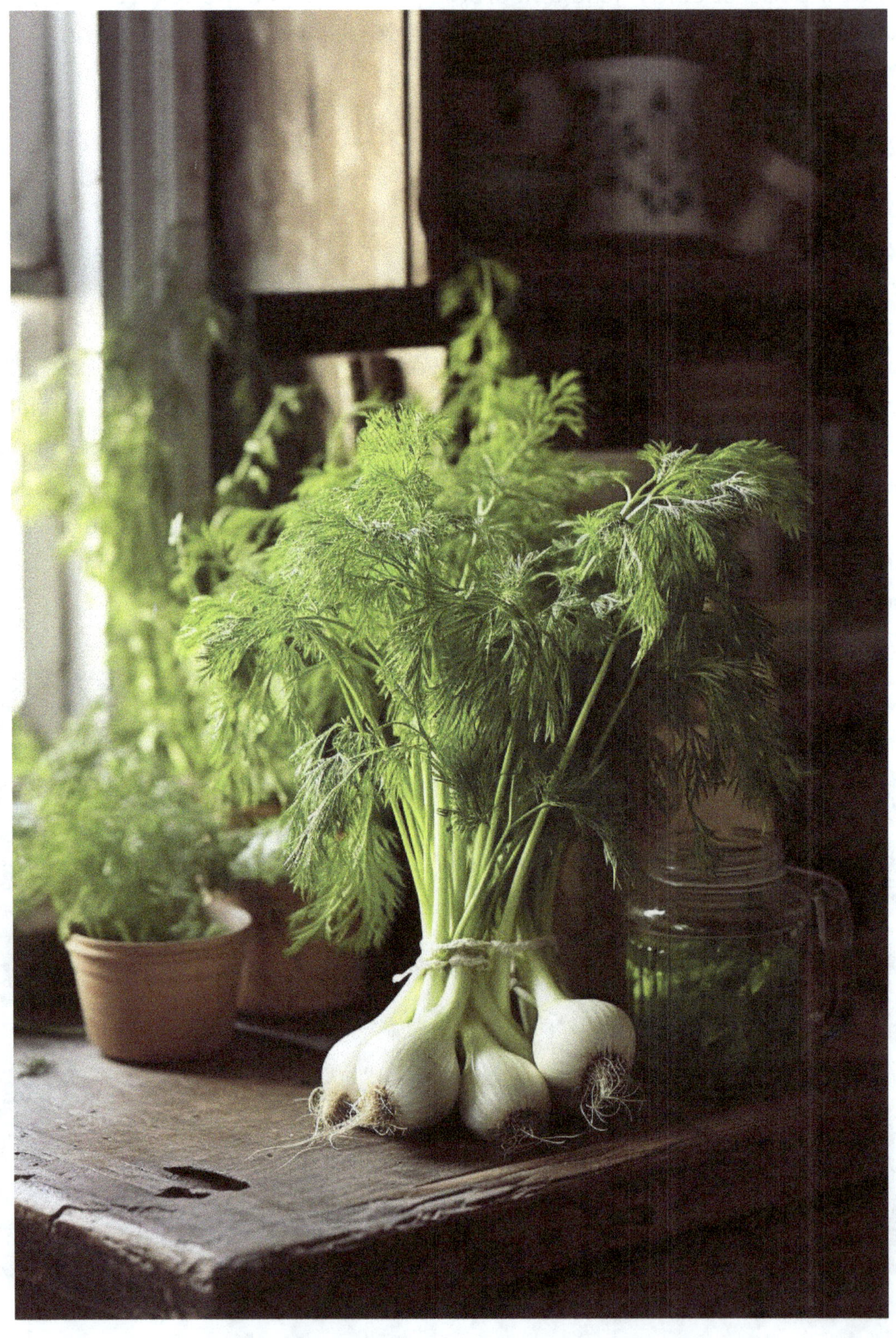

Fenchel ist ein vielseitiges Kraut mit einer Fülle von gesundheitlichen Vorteilen. Es ist reich an Antioxidantien wie Vitamin C und Flavonoiden, die freie Radikale bekämpfen und die Zellen vor Schäden schützen können. Fenchel wird traditionell zur Förderung der Verdauung eingesetzt, da er verdauungsfördernde Eigenschaften besitzt und die Produktion von Verdauungssäften stimulieren kann. Darüber hinaus enthält Fenchel ätherische Öle wie Anethol, das krampflösende Eigenschaften hat und bei der Linderung von Magenkrämpfen und Blähungen helfen kann. Fencheltee wird oft zur Linderung von Beschwerden wie Koliken bei Säuglingen verwendet. Zudem kann Fenchel auch dabei helfen, den Blutdruck zu regulieren und den Cholesterinspiegel zu senken.

Fenchel ist eine knusprige und aromatische Pflanze, die für ihren süßen Anisgeschmack und ihre verdauungsfördernden Eigenschaften bekannt ist. In der Antike galt Fenchel als Symbol für Stärke und Mut und wurde oft als Heilmittel gegen zahlreiche Beschwerden eingesetzt. Die Fenchelsamen werden oft als Gewürz verwendet und verleihen vielen Gerichten, von Suppen bis zu Fleischgerichten, eine würzige Note. Die Fenchelknolle kann roh in Salaten genossen oder gedünstet, gebraten oder gegrillt als Beilage serviert werden.

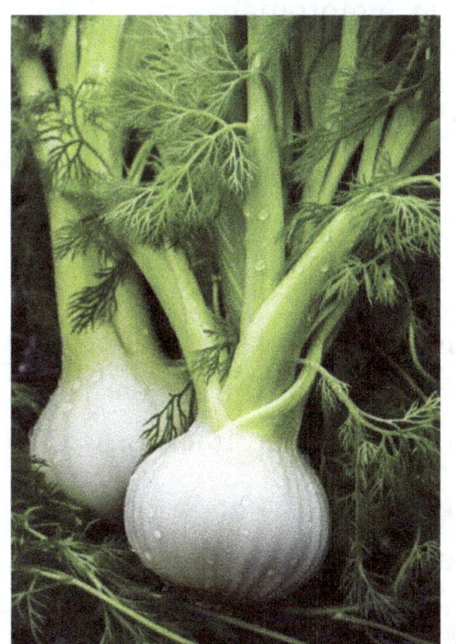

Interessante Tatsache: Fenchel kann bis zu 2 Meter hoch werden.

Bei verschiedenen Krankheiten

Fenchel wird traditionell zur Linderung von Verdauungsbeschwerden wie Blähungen, Magenkrämpfen und Verdauungsstörungen eingesetzt. Die krampflösenden Eigenschaften von Fenchel können auch bei der Behandlung von Menstruationsbeschwerden wie Krämpfen und Schmerzen hilfreich sein. Darüber hinaus wird Fenchel aufgrund seiner beruhigenden Wirkung auch zur Linderung von Stress, Angstzuständen und Schlafstörungen eingesetzt. Einige Studien legen nahe, dass Fenchel auch bei der Behandlung von Atemwegserkrankungen wie Asthma und Bronchitis wirksam sein kann, da er die Atemwege öffnen und Schleim lösen kann.

Verdauungsfördernd: Fenchel ist bekannt für seine verdauungsfördernden Eigenschaften und wird oft zur Linderung von Verdauungsbeschwerden wie Blähungen, Krämpfen und Magenbeschwerden eingesetzt. Die ätherischen Öle in Fenchel regen die Produktion von Verdauungssäften an und fördern die Darmbewegung, was zu einer verbesserten Verdauung beiträgt.

Entzündungshemmend: Fenchel enthält entzündungshemmende Verbindungen wie Anethol und Flavonoide, die dazu beitragen können, Entzündungen im Körper zu reduzieren. Dies kann besonders bei entzündlichen Erkrankungen wie Arthritis und Asthma von Vorteil sein.

Antioxidative Wirkung: Fenchel ist reich an Antioxidantien wie Vitamin C und Flavonoide, die dazu beitragen können, Zellschäden durch freie Radikale zu bekämpfen. Diese antioxidativen Eigenschaften können dazu beitragen, das Risiko für chronische Krankheiten wie Krebs und Herzkrankheiten zu verringern.

Hormonelle Balance: Fenchel enthält Verbindungen, die östrogenähnliche Wirkungen haben und dazu beitragen können, die hormonelle Balance im Körper zu regulieren. Dies kann besonders für Frauen in den Wechseljahren von Vorteil sein, da Fenchel zur Linderung von Hitzewallungen, Nachtschweiß und anderen Symptomen der Menopause eingesetzt werden kann.

Hautgesundheit: Fenchelöl wird oft in Hautpflegeprodukten verwendet, da es entzündungshemmende und antibakterielle Eigenschaften hat. Fenchelöl kann dazu beitragen, Hautprobleme wie Akne, Ekzeme und Hautentzündungen zu lindern und die Haut zu beruhigen und zu klären.

Gewichtsmanagement: Fenchel kann dazu beitragen, das Gewicht zu kontrollieren, indem es den Stoffwechsel ankurbelt und den Appetit reduziert. Fencheltee wird oft als natürlicher Appetitzügler verwendet und kann helfen, Heißhungerattacken zu reduzieren und das Abnehmen zu unterstützen.

Insgesamt ist Fenchel eine vielseitige und nährstoffreiche Pflanze mit einer Vielzahl von gesundheitlichen Vorteilen. Ob als Gemüse in der Küche, als Tee zur inneren Anwendung oder als ätherisches Öl in der Aromatherapie, Fenchel ist eine wertvolle Ergänzung zu einer gesunden Lebensweise.

Rezepte für das perfekte Menü

Fenchel ist bekannt für seine verdauungsfördernden Eigenschaften und seinen einzigartigen Geschmack. Versuchen Sie diese Rezepte:

Fenchel-Orangen-Salat

Ein Fenchel-Orangen-Salat ist eine erfrischende und aromatische Beilage oder Vorspeise, die perfekt zu vielen Gerichten passt. Um diesen Salat zuzubereiten, benötigen Sie:

Fenchelknolle
Orangen
Olivenöl
Frischer Zitronensaft
Fenchelgrün (für die Dekoration)
Salz und Pfeffer zum Abschmecken

Zur Zubereitung des Fenchel-Orangen-Salats schneiden Sie den Fenchel in dünne Scheiben. Schälen Sie die Orangen und schneiden Sie sie ebenfalls in dünne Scheiben. Mischen Sie den geschnittenen Fenchel und die Orangen in einer Schüssel und beträufeln Sie sie mit Olivenöl und frischem Zitronensaft. Würzen Sie den Salat mit

Salz und Pfeffer nach Geschmack und garnieren Sie ihn mit frischem Fenchelgrün für eine zusätzliche aromatische Note. Der Fenchel-Orangen-Salat kann als erfrischende Beilage zu gegrilltem Fleisch oder Fisch serviert werden oder als leichtes und gesundes Mittagessen genossen werden.

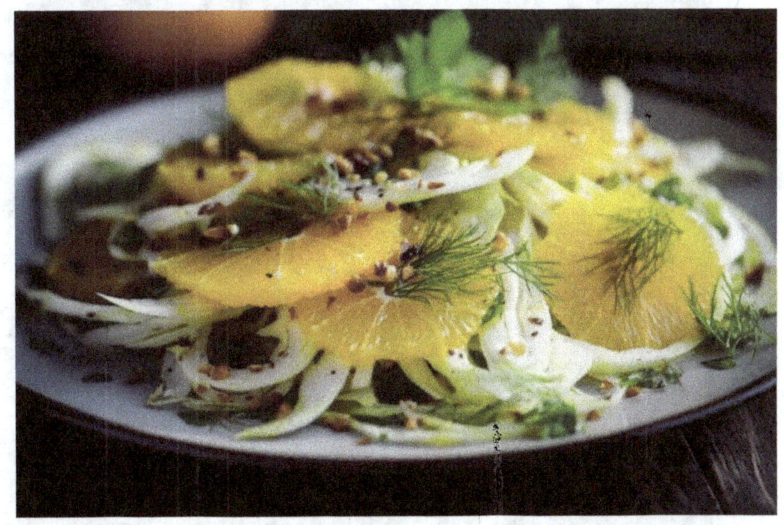

<h1 style="text-align:center"><u>Gegrillter Fenchel</u></h1>

Gegrillter Fenchel ist eine köstliche und einfache Möglichkeit, Fenchel zuzubereiten, die seinen natürlichen Geschmack und seine Textur hervorhebt. Um gegrillten Fenchel zuzubereiten, benötigen Sie:

    Fenchelknolle
    Olivenöl
    Gewürze nach Wahl (z.B. Salz, Pfeffer, Knoblauchpulver, Paprikapulver)
    Optional: frische Kräuter wie Rosmarin oder Thymian

Zur Zubereitung des gegrillten Fenchels schneiden Sie die Fenchelknolle in dicke Scheiben oder Keile. Mischen Sie den Fenchel in einer Schüssel mit Olivenöl und den Gewürzen Ihrer Wahl, um ihn zu marinieren. Lassen Sie den Fenchel mindestens 15-30 Minuten lang marinieren, damit er den Geschmack der Gewürze aufnehmen kann. Heizen Sie dann den Grill vor und grillen Sie den marinierten Fenchel auf mittlerer bis hoher Hitze, bis er zart und leicht gebräunt ist. Wenden Sie den Fenchel gelegentlich, um sicherzustellen, dass er gleichmäßig gegrillt wird. Servieren Sie den gegrillten Fenchel als köstliche Beilage zu gegrilltem Fleisch oder Fisch oder als Teil eines vegetarischen Grillfestes.

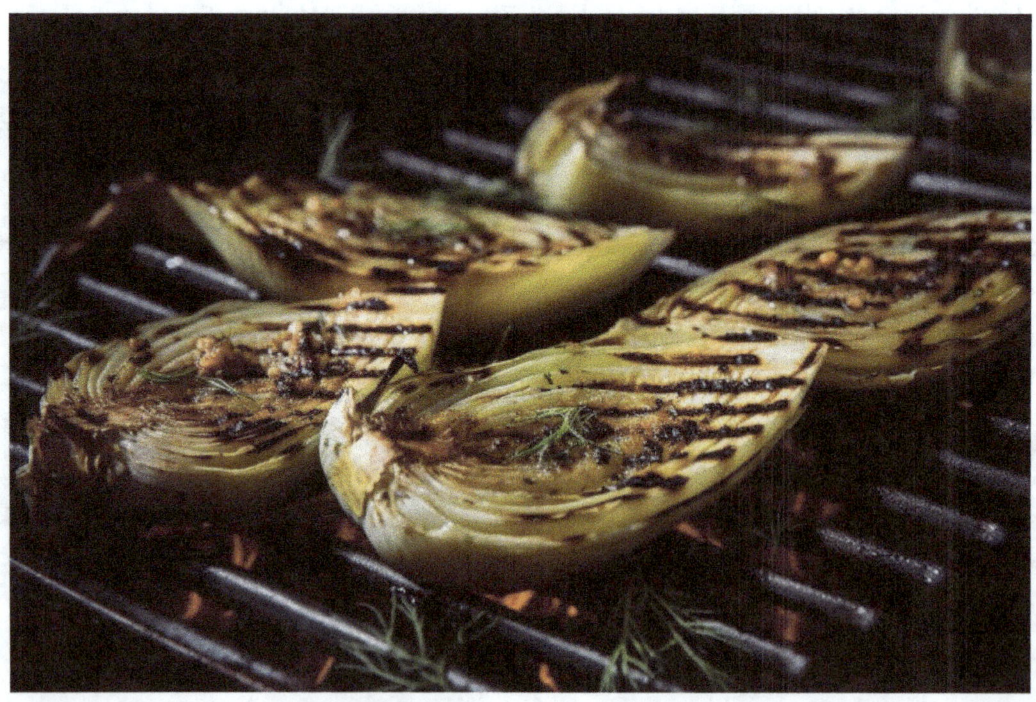

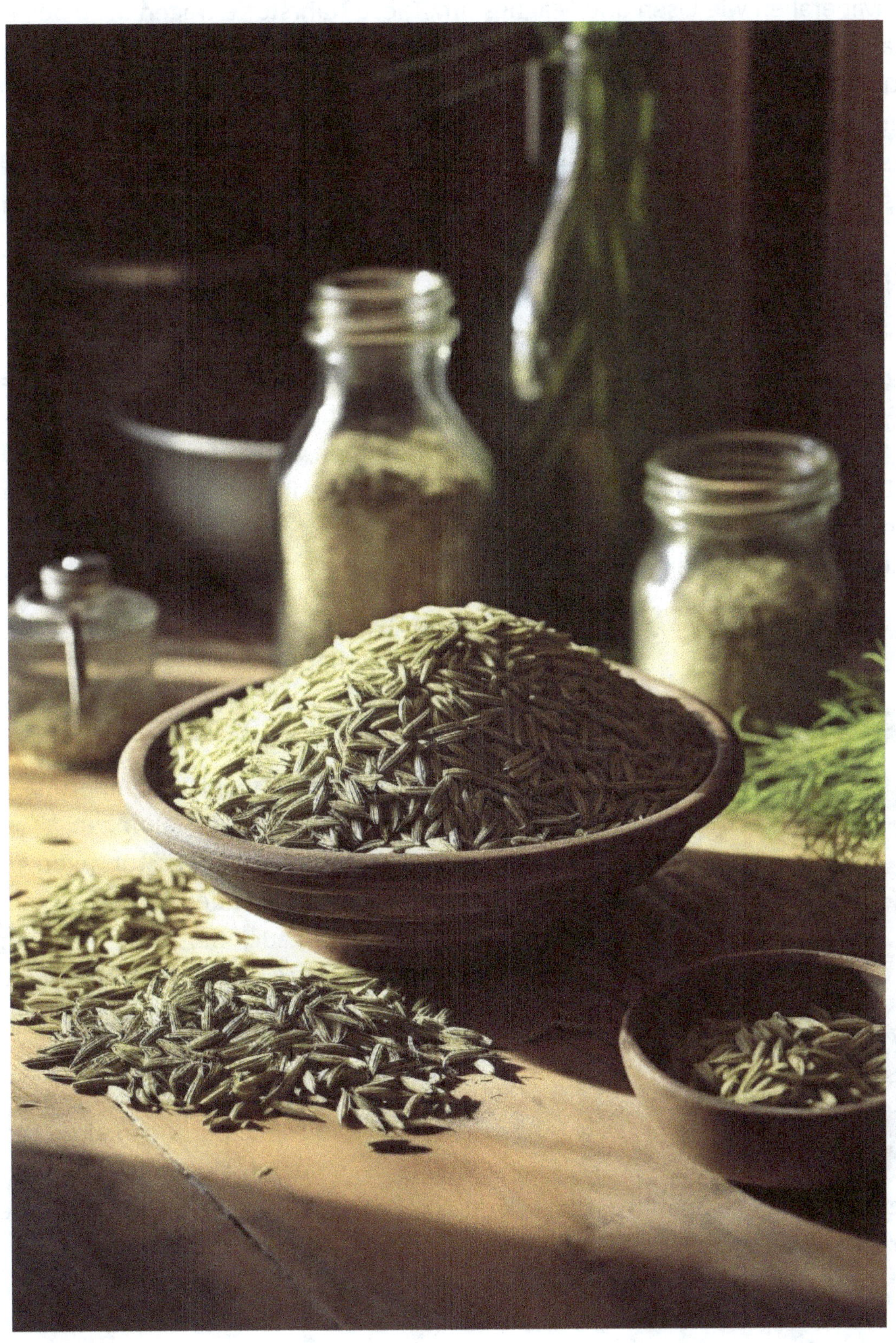

Kreuzkümmel ist nicht nur ein beliebtes Gewürz in der Küche, sondern hat auch eine lange Geschichte als Heilkraut. Es ist reich an Antioxidantien wie Vitamin C und E sowie Mineralien wie Eisen und Magnesium. Diese Nährstoffe tragen dazu bei, freie Radikale zu bekämpfen und Entzündungen im Körper zu reduzieren. Kreuzkümmel wird traditionell zur Förderung der Verdauung eingesetzt, da er die Produktion von Verdauungssäften stimulieren und die Darmgesundheit unterstützen kann. Darüber hinaus enthält Kreuzkümmel ätherische Öle wie Cuminaldehyd, das antimikrobielle Eigenschaften besitzt und somit zur Bekämpfung von Bakterien und Pilzen beitragen kann. Studien legen nahe, dass Kreuzkümmel auch dazu beitragen kann, den Blutzuckerspiegel zu senken und die Kontrolle über Diabetes zu verbessern.

Kreuzkümmel ist ein aromatisches Gewürz, das in vielen Küchen auf der ganzen Welt beliebt ist. Ursprünglich aus dem Mittelmeerraum stammend, wird Kreuzkümmel seit Jahrtausenden für seine würzigen und erdigen Aromen geschätzt. Kreuzkümmel wird oft in indischen, mexikanischen und nordafrikanischen Gerichten verwendet und verleiht ihnen einen charakteristischen Geschmack. Darüber hinaus hat Kreuzkümmel auch medizinische Anwendungen und wird oft zur Linderung von Verdauungsbeschwerden eingesetzt.

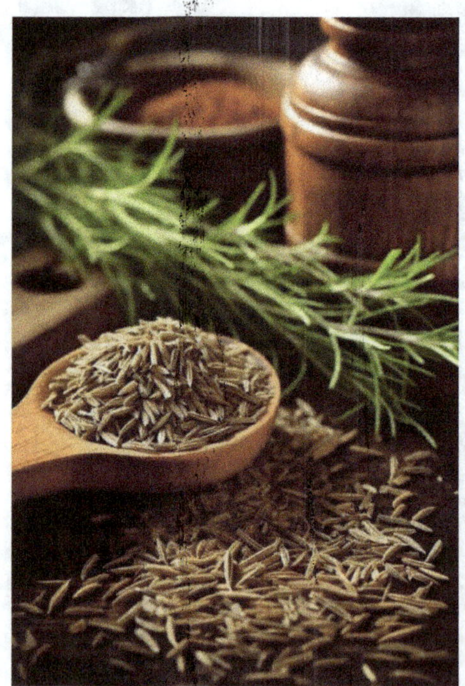

Interessante Tatsache: Kreuzkümmel wird seit über 4000 Jahren angebaut und verwendet.

Bei verschiedenen Krankheiten

Kreuzkümmel wird traditionell zur Linderung von Verdauungsbeschwerden wie Blähungen, Magenkrämpfen und Verdauungsstörungen eingesetzt. Die krampflösenden Eigenschaften von Kreuzkümmel können auch bei der Behandlung von Menstruationsbeschwerden wie Krämpfen und Schmerzen hilfreich sein. Darüber hinaus wird Kreuzkümmel aufgrund seiner beruhigenden Wirkung auch zur Linderung von Stress, Angstzuständen und Schlafstörungen eingesetzt. Einige Studien legen nahe, dass Kreuzkümmel auch bei der Behandlung von Bluthochdruck und Diabetes wirksam sein kann, da er den Blutdruck senken und den Blutzuckerspiegel regulieren kann.

Verdauungsfördernd: Kreuzkümmel wird traditionell zur Förderung der Verdauung eingesetzt. Er enthält ätherische Öle wie Cuminaldehyd und Thymol, die die Produktion von Verdauungssäften anregen und die Darmmotilität verbessern können. Dies kann dazu beitragen, Verdauungsbeschwerden wie Blähungen, Krämpfe und Verstopfung zu lindern.

Entzündungshemmend: Kreuzkümmel enthält entzündungshemmende Verbindungen wie Cuminaldehyd, die dazu beitragen können, Entzündungen im Körper zu reduzieren. Dies kann besonders bei entzündlichen Erkrankungen wie Arthritis, Asthma und Darmentzündungen von Vorteil sein.

Antioxidative Wirkung: Kreuzkümmel ist reich an Antioxidantien wie Flavonoide und Carotinoide, die dazu beitragen können, Zellschäden durch freie Radikale zu bekämpfen. Diese antioxidativen Eigenschaften können dazu beitragen, das Risiko für chronische Krankheiten wie Krebs, Herzkrankheiten und neurodegenerative Erkrankungen zu verringern.

Blutzuckersenkend: Studien haben gezeigt, dass Kreuzkümmel dazu beitragen kann, den Blutzuckerspiegel zu senken und die Insulinempfindlichkeit zu verbessern. Dies kann besonders für Menschen mit Diabetes von Vorteil sein, indem es dazu beiträgt, den Blutzuckerspiegel zu stabilisieren und Komplikationen zu verhindern.

Gewichtsmanagement: Kreuzkümmel kann dazu beitragen, das Gewicht zu kontrollieren, indem es den Stoffwechsel ankurbelt und den Appetit reduziert. Studien haben gezeigt, dass Kreuzkümmel die Fettverbrennung fördern und die Aufnahme von Nährstoffen aus der Nahrung verbessern kann, was zu einer effektiveren Gewichtsabnahme führt.

Immunsystem-Unterstützung: Kreuzkümmel enthält Nährstoffe wie Vitamin C und Eisen, die zur Stärkung des Immunsystems beitragen können. Diese Nährstoffe können dazu beitragen, die Produktion von Immunzellen zu erhöhen und die Abwehrkräfte des Körpers gegen Infektionen zu stärken.

Insgesamt ist Kreuzkümmel eine vielseitige und nährstoffreiche Gewürzpflanze mit einer Vielzahl von gesundheitlichen Vorteilen. Ob als Gewürz in der Küche, als Tee zur inneren Anwendung oder als Nahrungsergänzungsmittel, Kreuzkümmel ist eine wertvolle Ergänzung zu einer ausgewogenen Ernährung und einem gesunden Lebensstil.

Rezepte für das perfekte Menü

Kreuzkümmel ist reich an Eisen und hat verdauungsfördernde Eigenschaften. Probieren Sie diese Rezepte aus:

Kreuzkümmel-Hummus

Kreuzkümmel-Hummus ist eine köstliche und aromatische Variante des beliebten Kichererbsen-Dips. Um dieses Rezept zuzubereiten, benötigen Sie:

- Kichererbsen (aus der Dose oder selbst gekocht)
- Kreuzkümmel, gemahlen oder ganz
- Knoblauchzehen
- Frischer Zitronensaft
- Olivenöl
- Salz und Pfeffer zum Abschmecken
- Optional: Tahini (Sesampaste) für zusätzliche Cremigkeit

Zur Zubereitung des Kreuzkümmel-Hummus geben Sie die abgetropften Kichererbsen, den Kreuzkümmel, geschälten Knoblauch, Zitronensaft, Olivenöl und eine Prise Salz und Pfeffer in einen Mixer oder eine Küchenmaschine. Sie können auch Tahini hinzufügen, wenn Sie möchten, dass Ihr Hummus cremiger wird. Mixen Sie alle Zutaten zu einer glatten und cremigen Konsistenz. Bei Bedarf können Sie mehr Olivenöl oder Zitronensaft hinzufügen, um die gewünschte Konsistenz und Geschmack zu erreichen. Probieren Sie den Hummus und passen Sie die Gewürze nach Ihrem Geschmack an. Servieren Sie den Kreuzkümmel-Hummus mit frischem Gemüsesticks, Pita-Brot oder als Dip für Crackers für eine köstliche und gesunde Snack-Option.

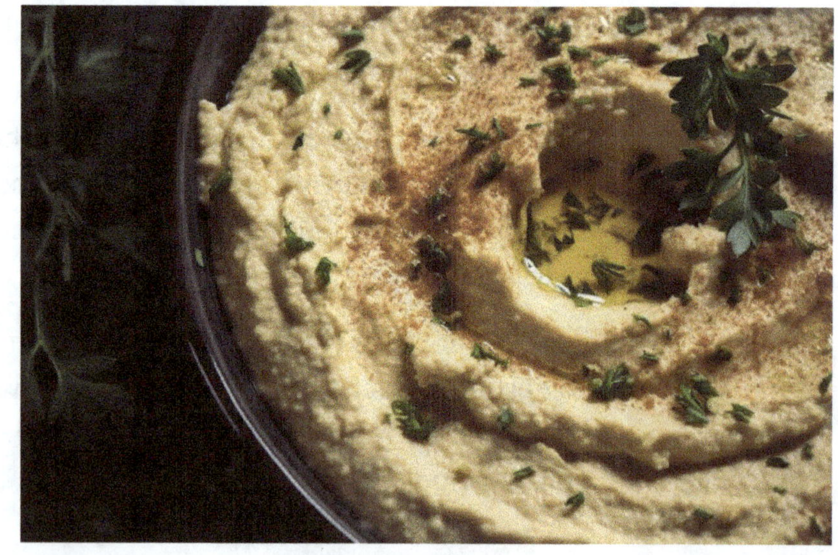

<h3 style="text-align:center"><u>Gewürzter Reis mit Kreuzkümmel</u></h3>

Gewürzter Reis mit Kreuzkümmel ist eine aromatische Beilage, die perfekt zu vielen Gerichten passt. Um diesen Reis zuzubereiten, benötigen Sie:

Langkornreis oder Basmatireis
Kreuzkümmel, gemahlen oder ganz
Zwiebeln, fein gehackt
Knoblauchzehen, fein gehackt
Gemüsebrühe oder Wasser
Salz und Pfeffer zum Abschmecken
Optional: frische Kräuter wie Petersilie oder Koriander zum Garnieren

Zur Zubereitung des gewürzten Reises mit Kreuzkümmel erhitzen Sie etwas Öl in einem Topf und braten Sie die gehackten Zwiebeln und Knoblauch darin an, bis sie weich und duftend sind. Fügen Sie dann den Reis und den gemahlenen Kreuzkümmel hinzu und rösten Sie sie für ein paar Minuten, um die Aromen freizusetzen. Gießen Sie die Gemüsebrühe oder Wasser in den Topf und bringen Sie sie zum Kochen. Reduzieren Sie die Hitze, decken Sie den Topf ab und lassen Sie den Reis köcheln, bis er gar ist und die Flüssigkeit aufgenommen hat. Dies dauert normalerweise etwa 15-20 Minuten, je nach Reissorte. Sobald der Reis gekocht ist, würzen Sie ihn mit Salz und Pfeffer nach Geschmack und garnieren Sie ihn nach Wunsch mit frischen Kräutern. Servieren Sie den gewürzten Reis mit Kreuzkümmel als köstliche Beilage zu Fleisch, Fisch oder vegetarischen Gerichten für ein vollendetes Mahl.

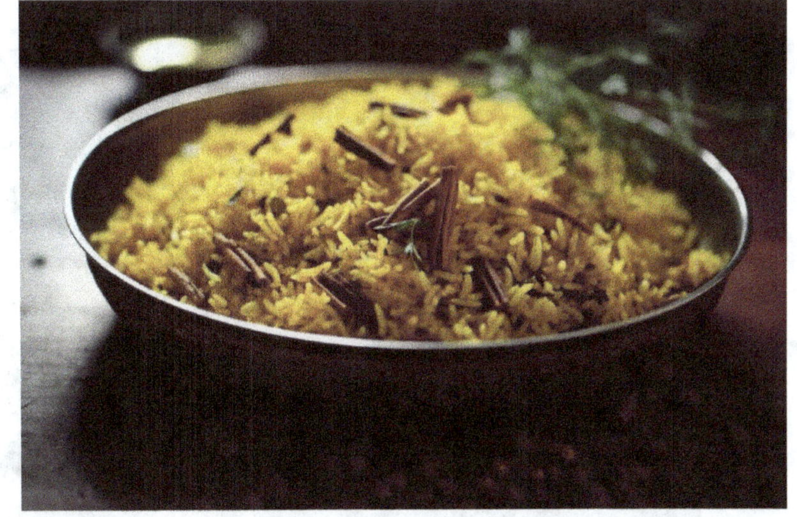

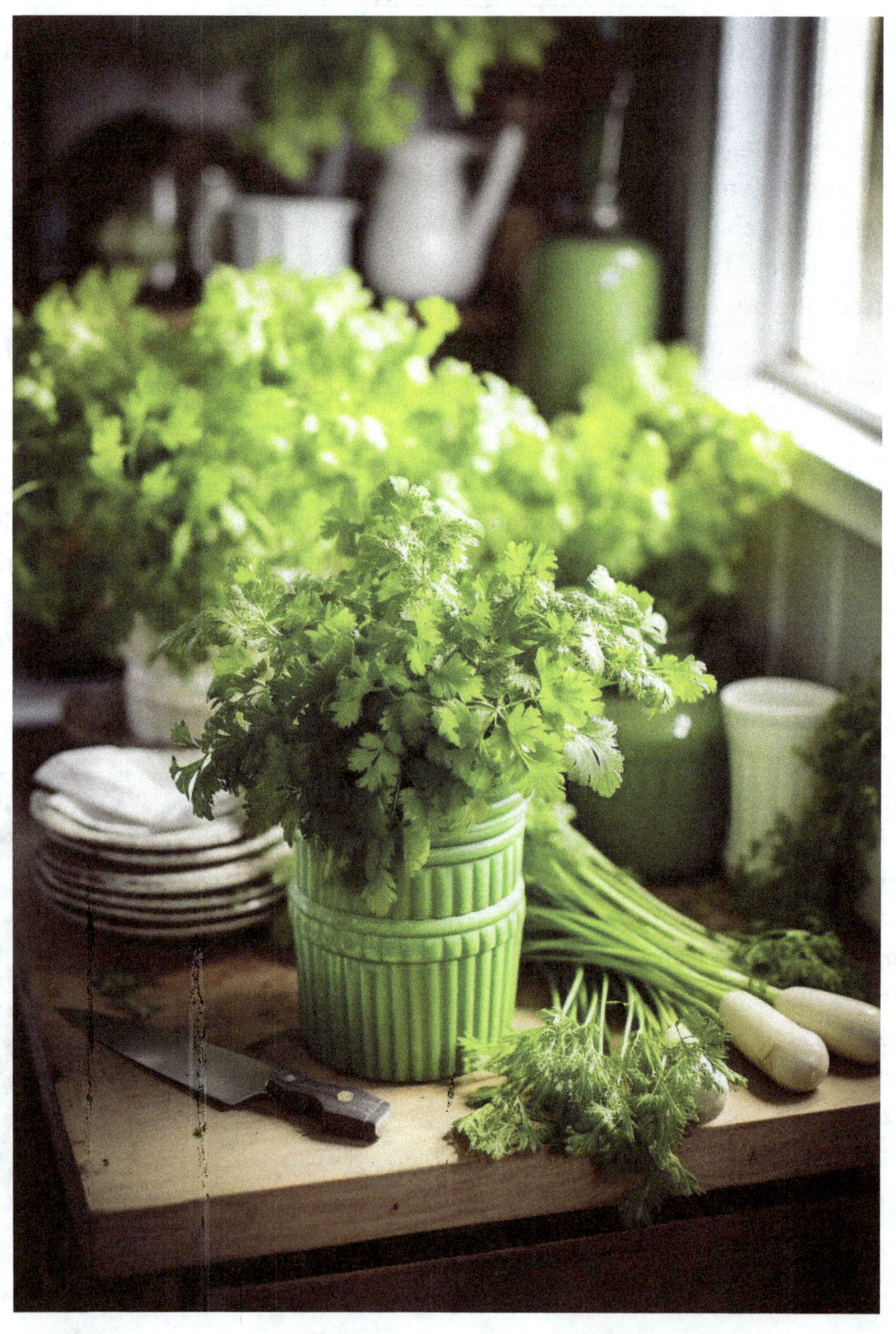

Koriander

Koriander ist nicht nur ein vielseitiges Küchenkraut, sondern auch eine Quelle zahlreicher gesundheitlicher Vorteile. Es ist reich an Antioxidantien wie Vitamin C und Flavonoiden sowie Mineralien wie Eisen und Magnesium. Diese Nährstoffe tragen dazu bei, freie Radikale zu bekämpfen und Entzündungen im Körper zu reduzieren. Koriander wird traditionell zur Linderung von Verdauungsbeschwerden wie Blähungen und Magenkrämpfen eingesetzt. Darüber hinaus enthält Koriander ätherische Öle wie Linalool und Geraniol, die antimikrobiellen Eigenschaften besitzen und somit zur Bekämpfung von Bakterien und Pilzen beitragen können. Koriander wird auch mit einer Verbesserung der Herzgesundheit in Verbindung gebracht, da er helfen kann, den Cholesterinspiegel zu senken und den Blutdruck zu regulieren.

Koriander ist eine vielseitige Kräuterpflanze, die für ihre frischen Blätter und würzigen Samen geschätzt wird. Ursprünglich aus dem Mittelmeerraum stammend, wird Koriander seit Jahrtausenden in verschiedenen Kulturen als Gewürz und Heilmittel verwendet. Die frischen Korianderblätter werden oft als aromatische Zutat in Salaten, Currys und Salsas verwendet und verleihen ihnen einen frischen und würzigen Geschmack. Die Koriandersamen haben ein zitroniges und leicht süßes Aroma und werden häufig gemahlen oder ganz als Gewürz verwendet.

Interessante Tatsache: Korianderblätter enthalten mehr Vitamin C als Orangen.

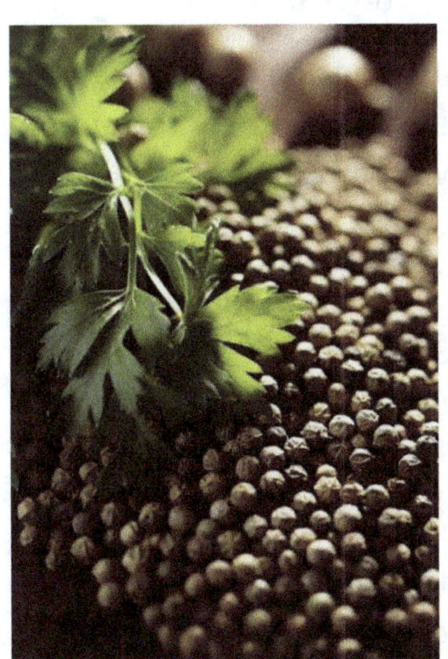

Bei verschiedenen Krankheiten

Koriander wird traditionell zur Linderung von Verdauungsbeschwerden wie Blähungen, Magenkrämpfen und Verdauungsstörungen eingesetzt. Die antimikrobiellen Eigenschaften von Koriander können auch bei der Behandlung von Infektionen des Magen-Darm-Trakts wie Durchfall und Magenverstimmung hilfreich sein. Darüber hinaus wird Koriander aufgrund seiner beruhigenden Wirkung auch zur Linderung von Stress, Angstzuständen und Schlafstörungen eingesetzt. Einige Studien legen nahe, dass Koriander auch bei der Behandlung von Entzündungskrankheiten wie Arthritis und Rheuma wirksam sein kann, da er Entzündungen im Körper reduzieren kann.

Verdauungsfördernd: Koriander wird traditionell zur Förderung der Verdauung eingesetzt. Er enthält ätherische Öle wie Linalool und Geranylacetat, die die Produktion von Verdauungssäften anregen und die Darmmotilität verbessern können. Dies kann dazu beitragen, Verdauungsbeschwerden wie Blähungen, Krämpfe und Verstopfung zu lindern.

Entzündungshemmend: Koriander enthält entzündungshemmende Verbindungen wie Terpene und Flavonoide, die dazu beitragen können, Entzündungen im Körper zu reduzieren. Dies kann besonders bei entzündlichen Erkrankungen wie Arthritis, Asthma und Darmentzündungen von Vorteil sein.

Antioxidative Wirkung: Koriander ist reich an Antioxidantien wie Vitamin C und Flavonoide, die dazu beitragen können, Zellschäden durch freie Radikale zu bekämpfen. Diese antioxidativen Eigenschaften können dazu beitragen, das Risiko für chronische Krankheiten wie Krebs, Herzkrankheiten und neurodegenerative Erkrankungen zu verringern.

Blutzuckersenkend: Studien haben gezeigt, dass Koriander dazu beitragen kann, den Blutzuckerspiegel zu senken und die Insulinempfindlichkeit zu verbessern. Dies kann besonders für Menschen mit Diabetes von Vorteil sein, indem es dazu beiträgt, den Blutzuckerspiegel zu stabilisieren und Komplikationen zu verhindern.

Beruhigende Wirkung: Koriander wird traditionell zur Beruhigung von Magen-Darm-Beschwerden und zur Linderung von Magenkrämpfen eingesetzt. Seine beruhigenden Eigenschaften können dazu beitragen, Magen-Darm-Beschwerden zu lindern und das allgemeine Wohlbefinden zu verbessern.

Entgiftung: Koriander kann dazu beitragen, Schwermetalle aus dem Körper zu entfernen und die Entgiftung des Körpers zu unterstützen. Studien haben gezeigt, dass Koriander Schwermetalle wie Blei und Quecksilber binden und deren Ausscheidung aus dem Körper fördern kann.

Insgesamt ist Koriander eine vielseitige und nährstoffreiche Gewürzpflanze mit einer Vielzahl von gesundheitlichen Vorteilen. Ob als Gewürz in der Küche, als Tee zur inneren Anwendung oder als Nahrungsergänzungsmittel, Koriander ist eine wertvolle Ergänzung zu einer ausgewogenen Ernährung und einem gesunden Lebensstil.

Rezepte für das perfekte Menü

Koriander ist reich an Vitaminen und Mineralstoffen und hat entgiftende Eigenschaften. Hier sind zwei Rezepte, um Koriander zu verwenden:

Koriander-Chutney

Koriander-Chutney ist ein würziger und erfrischender indischer Dip oder Sauce, das perfekt zu vielen Gerichten passt. Um dieses Chutney zuzubereiten, benötigen Sie:

Frischer Koriander (Korianderblätter und Stängel)
Grüne Chilischoten, entkernt und grob gehackt
Frischer Limettensaft
Knoblauchzehen, geschält
Salz zum Abschmecken

Zur Zubereitung des Koriander-Chutneys geben Sie den frischen Koriander, die grünen Chilischoten, den Limettensaft und den geschälten Knoblauch in einen Mixer oder eine Küchenmaschine. Mixen Sie alle Zutaten zu einer glatten und gleichmäßigen Paste. Bei Bedarf können Sie etwas Wasser hinzufügen, um die gewünschte Konsistenz zu erreichen. Probieren Sie das Chutney und passen Sie die Menge an Salz nach Ihrem Geschmack an. Sie können auch andere Gewürze wie Kreuzkümmel oder Ingwer hinzufügen, um den Geschmack zu variieren. Servieren Sie das Koriander-Chutney als Dip zu Samosas, Pakoras, Gegrilltem oder als Sauce zu indischem Curry für ein authentisches Geschmackserlebnis.

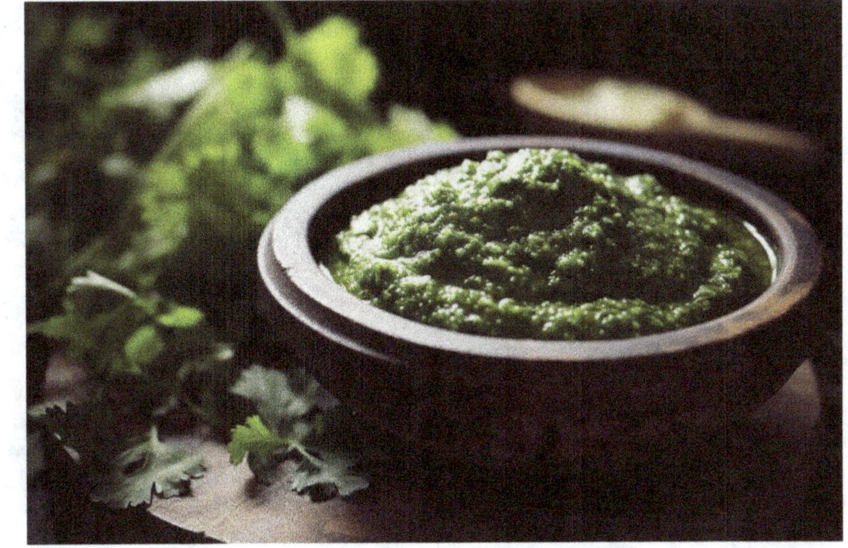

Garnelen mit Koriander

Garnelen mit Koriander sind ein köstliches und aromatisches Gericht, das schnell zubereitet werden kann und perfekt für Meeresfrüchte-Liebhaber ist. Um dieses Gericht zuzubereiten, benötigen Sie:

Frische Garnelen, geschält und entdarmt
Frischer Koriander, grob gehackt
Knoblauchzehen, fein gehackt
Grüne Chilischoten, entkernt und fein gehackt (optional)
Frischer Limettensaft
Salz und Pfeffer zum Abschmecken
Olivenöl oder Pflanzenöl zum Braten

Zur Zubereitung der Garnelen mit Koriander marinieren Sie die Garnelen in einer Mischung aus gehacktem Koriander, Knoblauch, grünen Chilischoten (falls verwendet), Limettensaft, Salz und Pfeffer. Lassen Sie die Garnelen mindestens 15-30 Minuten lang marinieren, damit sie die Aromen aufnehmen können. Erhitzen Sie dann etwas Öl in einer Pfanne und braten Sie die marinierten Garnelen bei mittlerer Hitze, bis sie rosa und gar sind. Achten Sie darauf, die Garnelen nicht zu lange zu braten, da sie sonst zäh werden können. Servieren Sie die Garnelen mit gehacktem Koriander als Hauptgericht oder als Beilage zu Reis oder Salat für ein köstliches und leichtes Mahl.

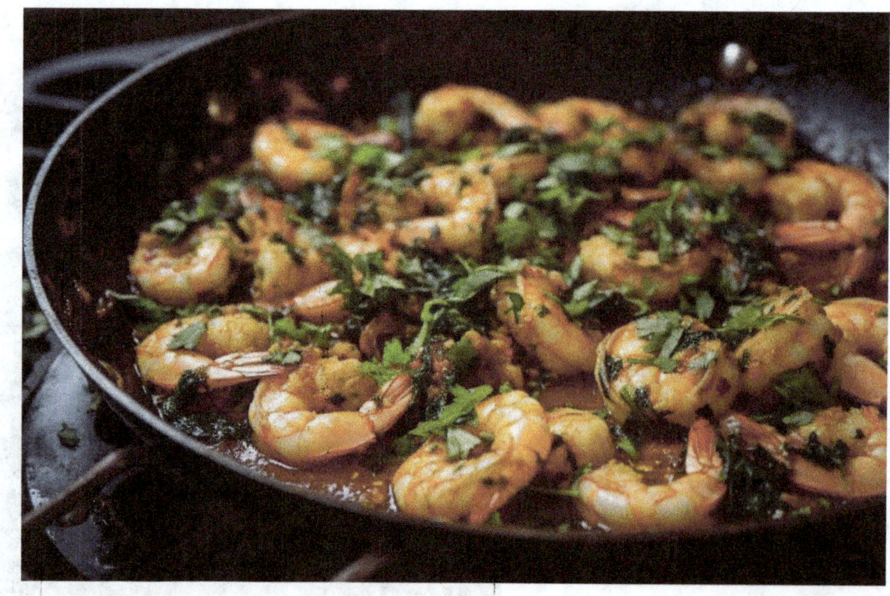

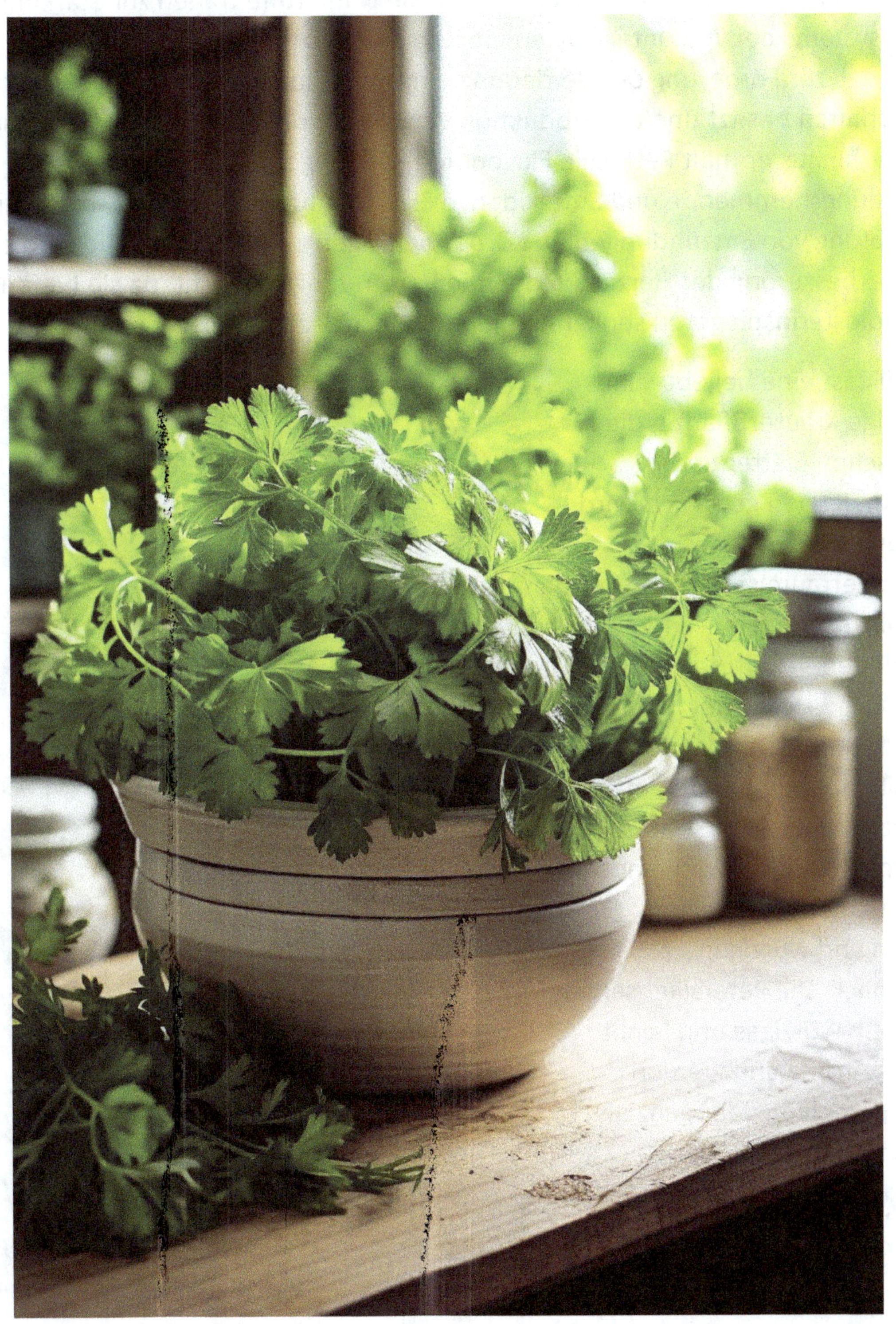

Petersilie ist nicht nur ein beliebtes Küchenkraut, sondern auch eine Quelle zahlreicher gesundheitlicher Vorteile. Es ist reich an Vitaminen wie Vitamin A, C und K sowie Mineralien wie Eisen und Kalzium. Diese Nährstoffe tragen zur Stärkung des Immunsystems bei und unterstützen die Knochengesundheit. Petersilie wird traditionell zur Förderung der Verdauung eingesetzt, da sie verdauungsfördernde Eigenschaften besitzt und die Produktion von Verdauungssäften stimulieren kann. Darüber hinaus enthält Petersilie Flavonoide wie Apigenin, die entzündungshemmende und antioxidative Eigenschaften haben und somit zur Bekämpfung von Entzündungen im Körper beitragen können. Petersilie wird auch mit einer Verbesserung der Herzgesundheit in Verbindung gebracht, da sie helfen kann, den Cholesterinspiegel zu senken und den Blutdruck zu regulieren.

Petersilie ist eine beliebte und vielseitige Kräuterpflanze, die für ihre frischen Blätter und würzigen Samen geschätzt wird. Ursprünglich aus dem Mittelmeerraum stammend, wird Petersilie seit Jahrtausenden in verschiedenen Kulturen als Gewürz und Heilmittel verwendet. Die frischen Petersilienblätter werden oft als aromatische Zutat in Salaten, Suppen und Saucen verwendet und verleihen ihnen einen frischen und würzigen Geschmack. Die Petersiliensamen haben ein würziges und leicht bitteres Aroma und werden häufig gemahlen oder ganz als Gewürz verwendet.

Interessante Tatsache: Einige Sorten von Petersilie können bis zu einem halben Meter hoch werden.

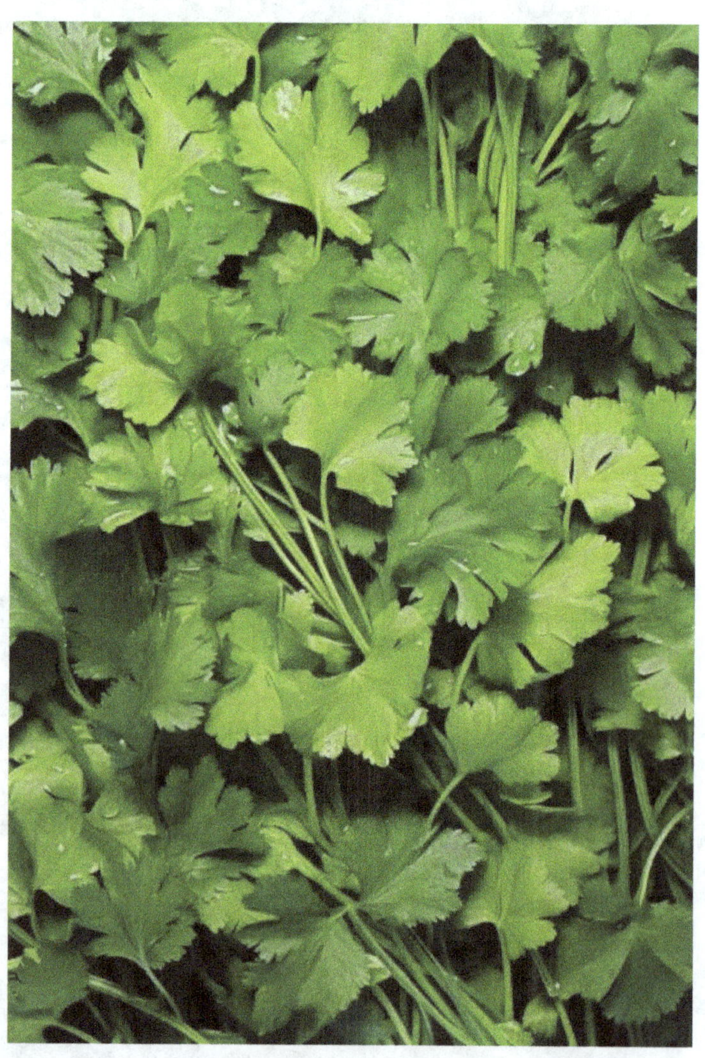

Bei verschiedenen Krankheiten

Petersilie wird traditionell zur Linderung von Verdauungsbeschwerden wie Blähungen, Magenkrämpfen und Verdauungsstörungen eingesetzt. Die entzündungshemmenden Eigenschaften von Petersilie können auch bei der Behandlung von entzündlichen Darmerkrankungen wie Morbus Crohn und Colitis ulcerosa hilfreich sein. Darüber hinaus wird Petersilie aufgrund ihrer harntreibenden Wirkung auch zur Linderung von Harnwegsinfektionen wie Blasenentzündungen und Nierensteinen eingesetzt. Einige Studien legen nahe, dass Petersilie auch bei der Behandlung von Osteoporose wirksam sein kann, da sie die Knochengesundheit unterstützen und den Knochenabbau verlangsamen kann.

Vitamin- und Mineralstoffquelle: Petersilie ist reich an verschiedenen Vitaminen und Mineralstoffen, darunter Vitamin C, Vitamin K, Vitamin A, Folsäure, Eisen und Kalium. Diese Nährstoffe sind wichtig für eine Vielzahl von Körperfunktionen, einschließlich des Immunsystems, der Knochengesundheit und des Zellschutzes.

Entzündungshemmend: Petersilie enthält entzündungshemmende Verbindungen wie Flavonoide und ätherische Öle, die dazu beitragen können, Entzündungen im Körper zu reduzieren. Dies kann besonders bei entzündlichen Erkrankungen wie Arthritis und Asthma von Vorteil sein.

Antioxidative Wirkung: Petersilie ist reich an Antioxidantien wie Vitamin C und Flavonoide, die dazu beitragen können, Zellschäden durch freie Radikale zu bekämpfen. Diese antioxidativen Eigenschaften können dazu beitragen, das Risiko für chronische Krankheiten wie Krebs, Herzkrankheiten und neurodegenerative Erkrankungen zu verringern.

Herzgesundheit: Die entzündungshemmenden und antioxidativen Eigenschaften von Petersilie können dazu beitragen, das Risiko für Herz-Kreislauf-Erkrankungen zu verringern. Petersilie kann den Cholesterinspiegel senken, die Blutgefäße entspannen und den Blutdruck regulieren, was zu einer gesünderen Herzfunktion führt.

Verdauungsfördernd: Petersilie kann die Verdauung unterstützen, indem sie die Produktion von Verdauungssäften anregt und die Darmmotilität verbessert. Dies kann dazu beitragen, Verdauungsbeschwerden wie Blähungen, Krämpfe und Verstopfung zu lindern.

Atemwegsgesundheit: Petersilie hat schleimlösende und hustenlindernde Eigenschaften und wird oft zur Linderung von Atemwegserkrankungen wie Husten, Bronchitis und Asthma eingesetzt. Petersilietee kann helfen, Schleim aus den Atemwegen zu lösen und die Atemwege zu beruhigen.

Hautgesundheit: Petersilie wird oft in Hautpflegeprodukten verwendet, da sie entzündungshemmende und antibakterielle Eigenschaften hat. Petersilie kann dazu beitragen, Hautprobleme wie Akne, Ekzeme und Hautentzündungen zu lindern und die Haut zu beruhigen und zu klären.

Insgesamt ist Petersilie eine vielseitige und nährstoffreiche Kräuterpflanze mit einer Vielzahl von gesundheitlichen Vorteilen. Ob als Gewürz in der Küche, als Tee zur inneren Anwendung oder als Zutat in Hautpflegeprodukten, Petersilie ist eine wertvolle Ergänzung zu einer ausgewogenen Ernährung und einem gesunden Lebensstil.

Rezepte für das perfekte Menü

Petersilie ist reich an Vitamin C und wirkt entzündungshemmend. Versuchen Sie diese Rezepte:

Tabbouleh-Salat

Tabbouleh ist ein erfrischender und würziger Salat aus dem Nahen Osten, der mit frischen Kräutern und Gemüse zubereitet wird. Um diesen Salat zuzubereiten, benötigen Sie:

Gehackte Petersilie (vorzugsweise glatte Petersilie)
Bulgur (vorgekocht)
Tomaten, gewürfelt
Gurken, gewürfelt
Zwiebeln, fein gehackt
Frischer Zitrusfruchtsaft (z. B. Zitrone oder Limette)
Olivenöl
Salz und Pfeffer zum Abschmecken

Zur Zubereitung des Tabbouleh-Salats mischen Sie alle Zutaten in einer großen Schüssel zusammen. Beginnen Sie mit der gehackten Petersilie und dem vorgekochten Bulgur und fügen Sie dann die gewürfelten Tomaten, Gurken und Zwiebeln hinzu. Beträufeln Sie den Salat mit frischem Zitrusfruchtsaft und Olivenöl und würzen Sie ihn mit Salz und Pfeffer nach Geschmack. Vermengen Sie alle Zutaten gut, damit sie gleichmäßig verteilt sind. Lassen Sie den Tabbouleh-Salat vor dem Servieren etwa 30 Minuten im Kühlschrank ziehen, damit sich die Aromen entfalten können. Servieren Sie den Tabbouleh-Salat als erfrischende Beilage zu gegrilltem Fleisch oder Fisch oder als leichte Vorspeise für ein gesundes und köstliches Mahl.

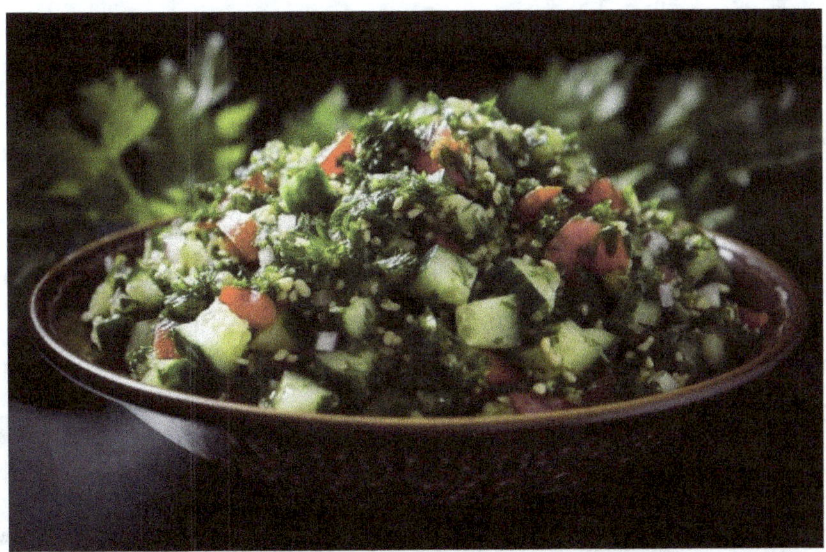

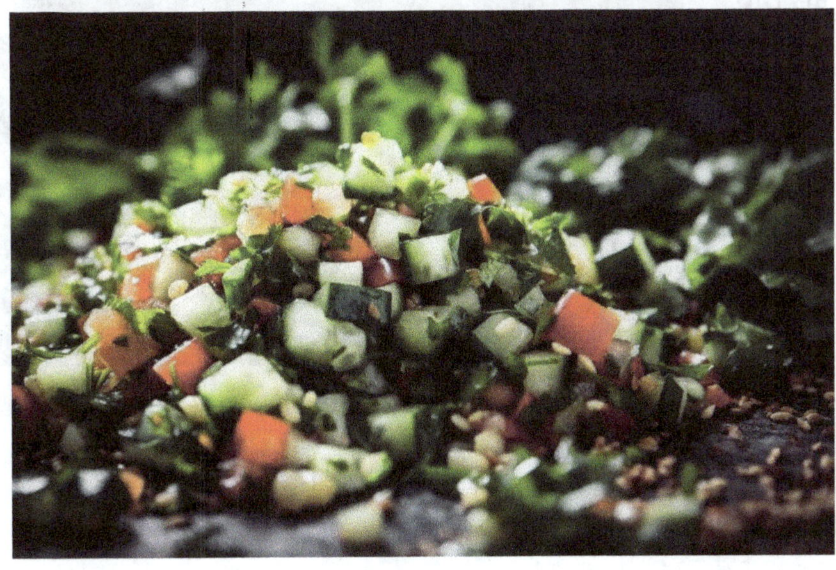

Petersilien-Pesto

Petersilien-Pesto ist eine erfrischende Alternative zum traditionellen Pesto und verleiht Pasta, Sandwiches oder gegrilltem Fleisch eine köstliche Geschmacksnote. Um dieses Pesto zuzubereiten, benötigen Sie:

    Frische glatte Petersilie

    Pinienkerne (alternativ können auch Walnüsse verwendet werden)

    Frisch geriebener Parmesan

    Knoblauchzehen

    Olivenöl

    Salz und Pfeffer zum Abschmecken

Zur Zubereitung des Petersilien-Pestos geben Sie die Petersilie, Pinienkerne, frisch geriebenen Parmesan und geschälten Knoblauch in einen Mixer oder eine Küchenmaschine. Mixen Sie die Zutaten, während Sie langsam das Olivenöl hinzufügen, bis eine cremige Paste entsteht. Je nach gewünschter Konsistenz können Sie mehr oder weniger Olivenöl verwenden. Würzen Sie das Pesto mit Salz und Pfeffer nach Geschmack und passen Sie die Gewürze an, um den Geschmack zu optimieren.

Das Petersilien-Pesto kann als köstliche Sauce für Pasta, als Brotaufstrich für Sandwiches oder als Dip für Gemüsesticks verwendet werden. Es ist eine einfache Möglichkeit, frische Kräuter in Ihre Mahlzeiten zu integrieren und ihnen einen zusätzlichen Geschmack zu verleihen.

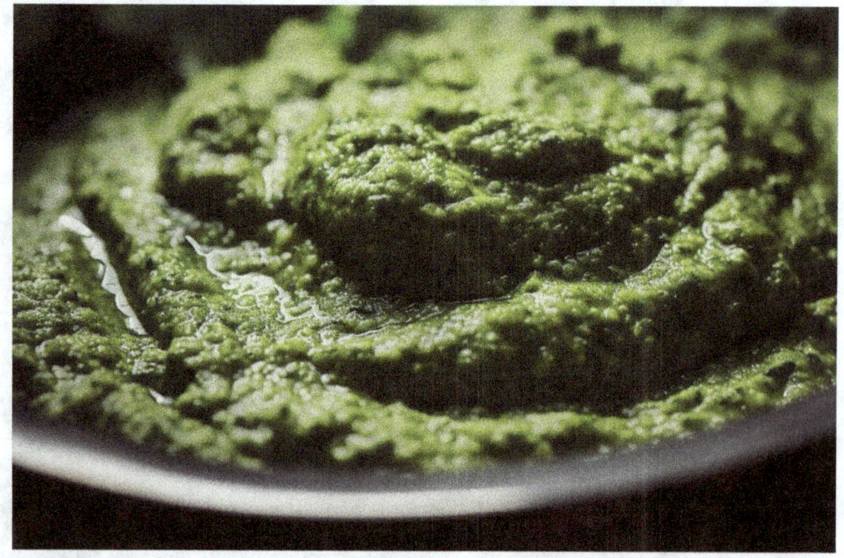

Minze

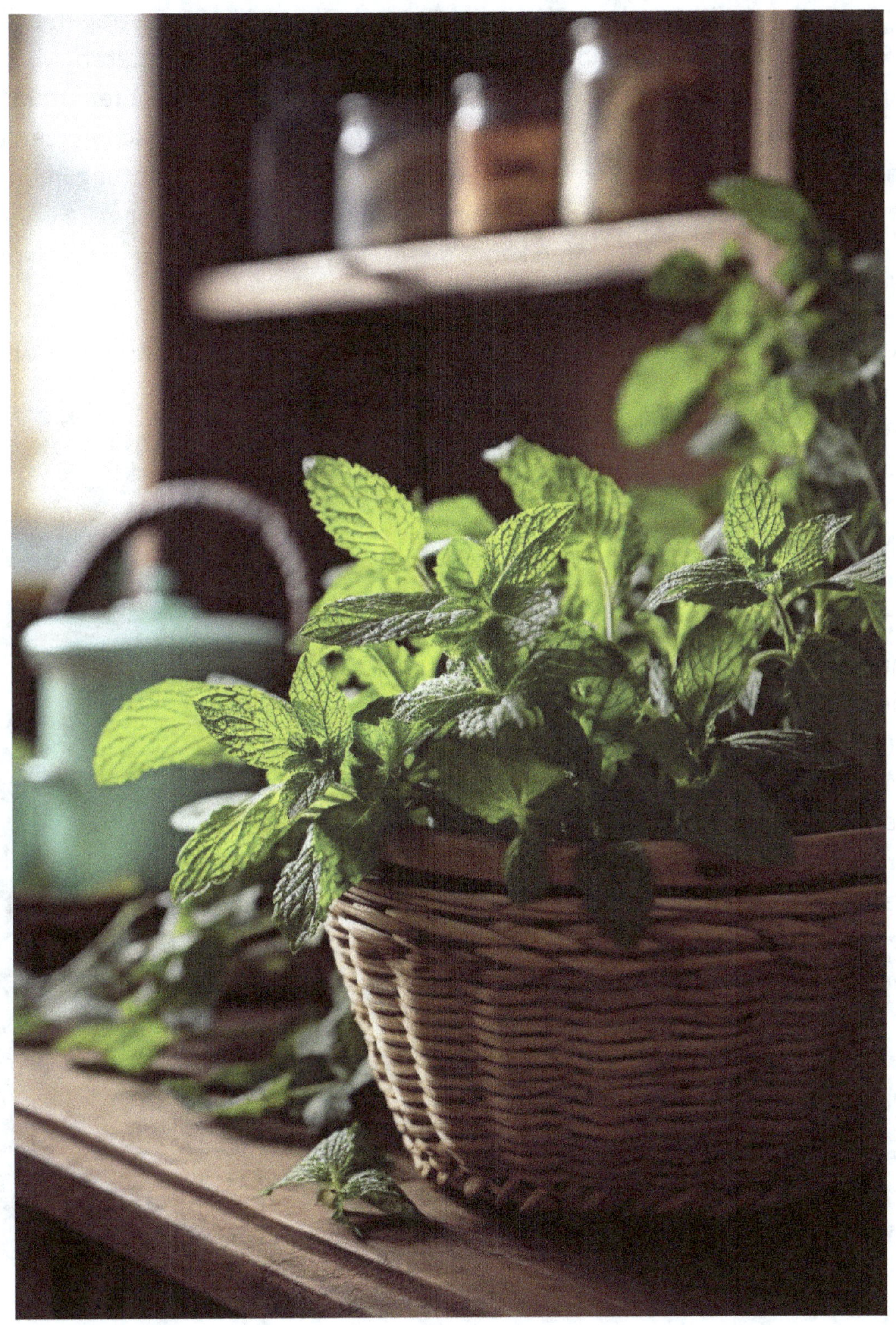

Minze ist nicht nur ein erfrischendes Kraut, sondern hat auch eine Vielzahl von gesundheitlichen Vorteilen. Sie ist reich an Antioxidantien wie Vitamin C und Flavonoiden sowie ätherischen Ölen wie Menthol. Diese Nährstoffe tragen dazu bei, freie Radikale zu bekämpfen und Entzündungen im Körper zu reduzieren. Minze wird traditionell zur Linderung von Magenbeschwerden wie Magenkrämpfen und Übelkeit eingesetzt. Darüber hinaus kann Minze bei der Linderung von Kopfschmerzen und Migräne helfen, da sie eine kühlende Wirkung hat und die Durchblutung im Kopf verbessern kann. Minze wird auch mit einer Verbesserung der Atemwege in Verbindung gebracht, da sie helfen kann, die Atemwege zu öffnen und die Symptome von Atemwegserkrankungen wie Asthma zu lindern.

Minze ist eine erfrischende und vielseitige Kräuterpflanze, die für ihren kühlenden Geschmack und ihre beruhigenden Eigenschaften geschätzt wird. Ursprünglich aus dem Mittelmeerraum stammend, wird Minze seit Jahrhunderten in verschiedenen Kulturen als Gewürz, Heilmittel und Aromastoff verwendet. Die frischen Minzblätter werden oft als Zutat in Getränken wie Tee, Limonaden und Cocktails verwendet und verleihen ihnen einen erfrischenden Geschmack. Minze hat auch medizinische Anwendungen und wird oft zur Linderung von Magenbeschwerden und zur Förderung der Verdauung eingesetzt.

Interessante Tatsache: Es gibt mehr als 20 Arten von Minze, darunter Pfefferminze und Spearmint.

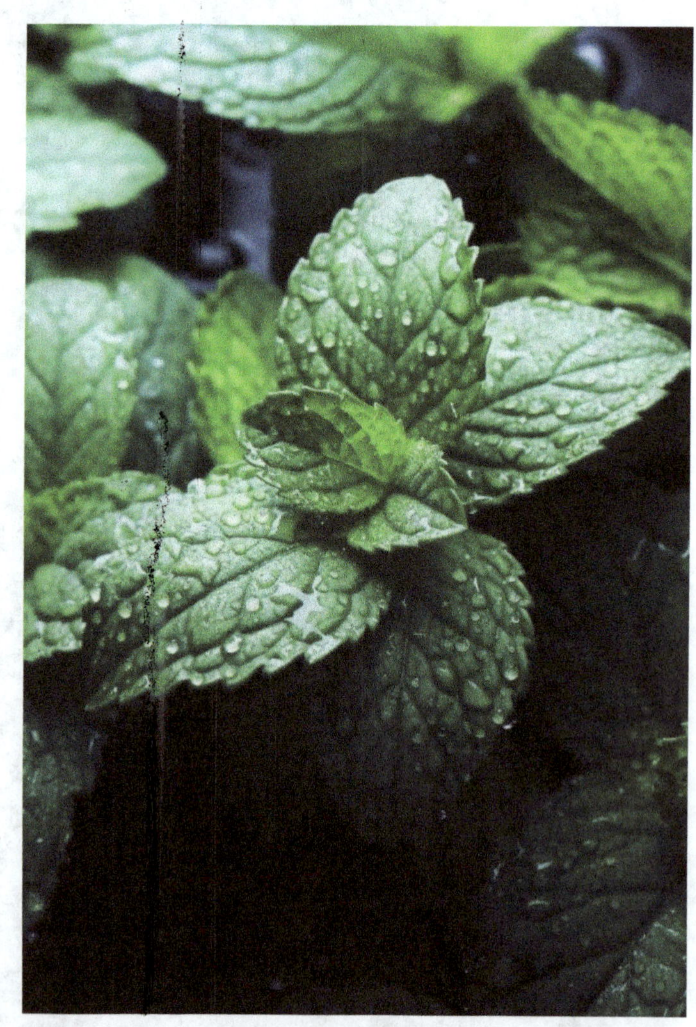

<u>Bei verschiedenen Krankheiten</u>

Minze wird traditionell zur Linderung von Magenbeschwerden wie Magenkrämpfen, Übelkeit und Verdauungsstörungen eingesetzt. Die beruhigenden und krampflösenden Eigenschaften von Minze können auch bei der Behandlung von Reizdarmsyndrom (IBS) und Magengeschwüren hilfreich sein. Darüber hinaus wird Minze aufgrund ihrer kühlenden Wirkung auch zur Linderung von Kopfschmerzen, Migräne und Spannungskopfschmerzen eingesetzt. Einige Studien legen nahe, dass Minze auch bei der Behandlung von Atemwegserkrankungen wie Asthma und Bronchitis wirksam sein kann, da sie die Atemwege öffnen und Schleim lösen kann.

Verdauungsfördernd: Minze ist bekannt für ihre verdauungsfördernden Eigenschaften. Sie enthält ätherische Öle wie Menthol, die die Produktion von Verdauungssäften anregen und die Darmmotilität verbessern können. Dies kann dazu beitragen, Verdauungsbeschwerden wie Blähungen, Krämpfe und Verstopfung zu lindern.

Beruhigende Wirkung: Der erfrischende Duft und Geschmack von Minze wirkt beruhigend auf den Magen und kann dazu beitragen, Magen-Darm-Beschwerden wie Übelkeit und Sodbrennen zu lindern. Minztee wird oft zur Linderung von Magenbeschwerden eingesetzt und kann helfen, den Magen zu beruhigen und das allgemeine Wohlbefinden zu verbessern.

Atemwegsgesundheit: Minze hat schleimlösende und hustenlindernde Eigenschaften und wird oft zur Linderung von Atemwegserkrankungen wie Husten, Bronchitis und Asthma eingesetzt. Minztee kann helfen, Schleim aus den Atemwegen zu lösen und die Atemwege zu beruhigen.

Entzündungshemmend: Minze enthält entzündungshemmende Verbindungen wie Rosmarinsäure und Menthol, die dazu beitragen können, Entzündungen im Körper zu reduzieren. Dies kann besonders bei entzündlichen Erkrankungen wie Arthritis und Darmentzündungen von Vorteil sein.

Stressabbauend: Der erfrischende Duft von Minze hat eine beruhigende Wirkung auf den Geist und kann Stress und Angstzustände reduzieren. Minztee wird oft zur Entspannung und zur Förderung des allgemeinen Wohlbefindens eingesetzt.

Verbesserte Konzentration: Studien haben gezeigt, dass der Duft von Minze die Konzentration und die geistige Klarheit verbessern kann. Minze kann dazu beitragen, die Aufmerksamkeit zu steigern und die Müdigkeit zu reduzieren, was zu einer verbesserten kognitiven Leistungsfähigkeit führt.

Hautpflege: Minze hat antimikrobielle und kühlende Eigenschaften, die sie zu einer wirksamen Zutat in Hautpflegeprodukten machen. Minze kann dazu beitragen, Hautprobleme wie Akne und Hautentzündungen zu lindern und die Haut zu beruhigen und zu klären.

Insgesamt ist Minze eine vielseitige und erfrischende Kräuterpflanze mit einer Vielzahl von gesundheitlichen Vorteilen. Ob als Tee zur inneren Anwendung, als ätherisches Öl in der Aromatherapie oder als Zutat in Hautpflegeprodukten, Minze ist eine wertvolle Ergänzung zu einer gesunden Lebensweise.

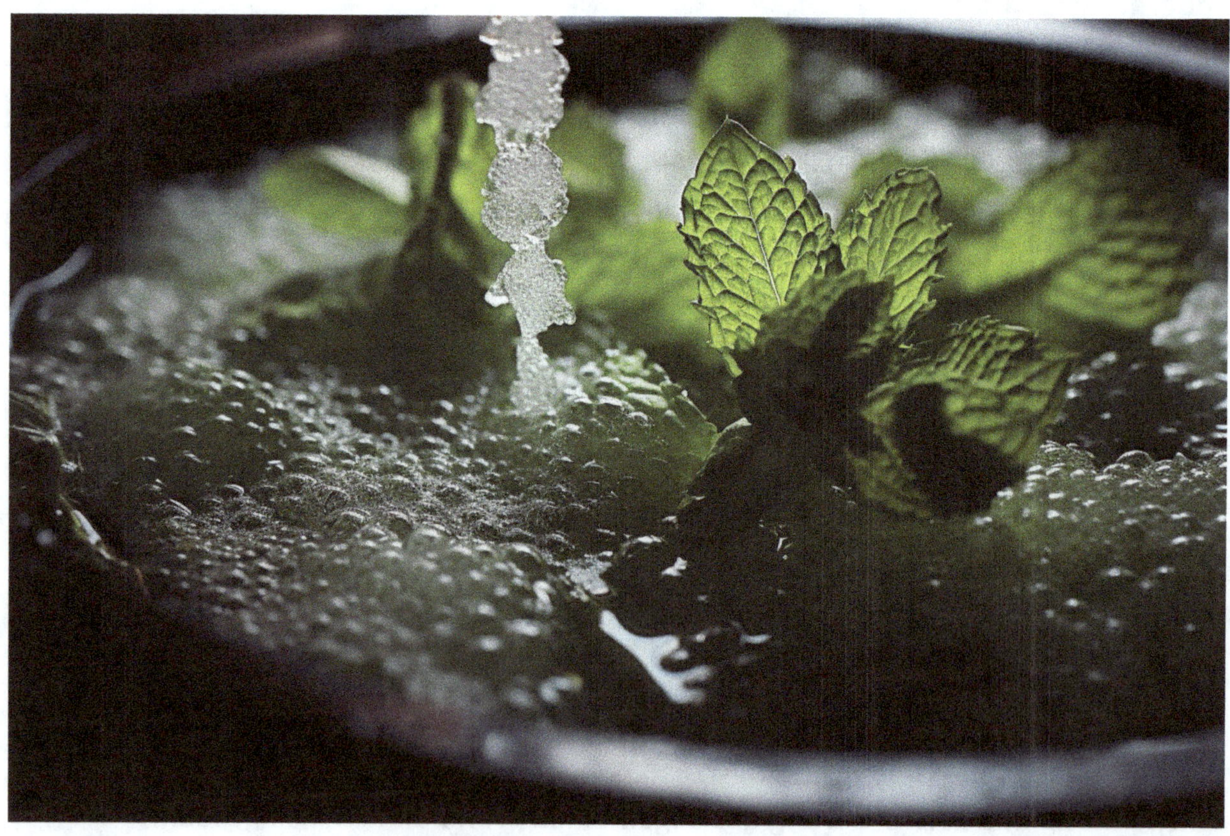

Rezepte für das perfekte Menü

Minze hat kühlende und beruhigende Eigenschaften und ist perfekt für erfrischende Getränke und Desserts. Probieren Sie diese Rezepte:

Minztee

Minztee ist ein erfrischendes Getränk, das sowohl heiß als auch kalt genossen werden kann und bekannt ist für seine beruhigenden Eigenschaften. Um Minztee zuzubereiten, benötigen Sie:

Frische Minzeblätter
Heißes Wasser

Zur Zubereitung des Minztees geben Sie eine Handvoll frischer Minzeblätter in eine Teekanne oder eine Tasse. Gießen Sie dann heißes Wasser über die Minzeblätter und lassen Sie den Tee etwa 5-10 Minuten langziehen, je nach gewünschter Intensität des Geschmacks. Sie können den Minztee nach Belieben süßen, zum Beispiel mit Honig oder Zucker, oder einfach nur pur genießen. Minztee ist nicht nur erfrischend und lecker, sondern kann auch dazu beitragen, den Magen zu beruhigen und die Verdauung zu fördern. Er ist perfekt für jeden Anlass, sei es als morgendlicher Muntermacher oder als entspannendes Getränk am Abend.

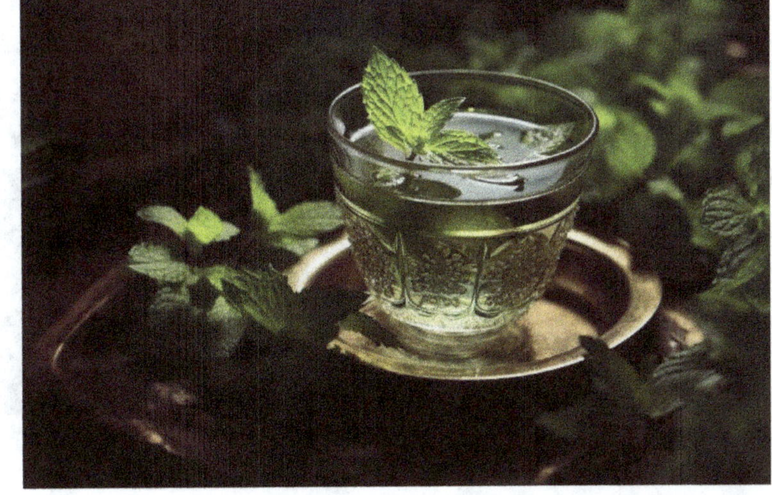

<h1 style="text-align:center"><u>Minze-Schokoladen-Eis</u></h1>

Minze-Schokoladen-Eis ist eine köstliche und erfrischende Variante des klassischen Schokoladeneises mit einem Hauch von Minzgeschmack. Um dieses Eis zuzubereiten, benötigen Sie:

Frische Minzblätter, fein gehackt
Dunkle Schokolade, geschmolzen
Sahne (geschlagen oder ungeschlagen)

Zur Zubereitung des Minze-Schokoladen-Eises vermengen Sie die fein gehackten Minzblätter mit der geschmolzenen Schokolade und der geschlagenen Sahne in einer Schüssel. Mischen Sie alle Zutaten gut, damit sie gleichmäßig verteilt sind. Geben Sie die Mischung dann in eine Eisform oder in eine flache Schüssel und frieren Sie sie für mindestens 4-6 Stunden oder über Nacht ein, bis das Eis fest ist. Sobald das Eis vollständig gefroren ist, können Sie es in Scheiben oder Stücke schneiden und sofort servieren. Das Minze-Schokoladen-Eis ist eine köstliche und erfrischende Leckerei, die perfekt ist für heiße Sommertage oder als Dessert nach einem herzhaften Mahl.

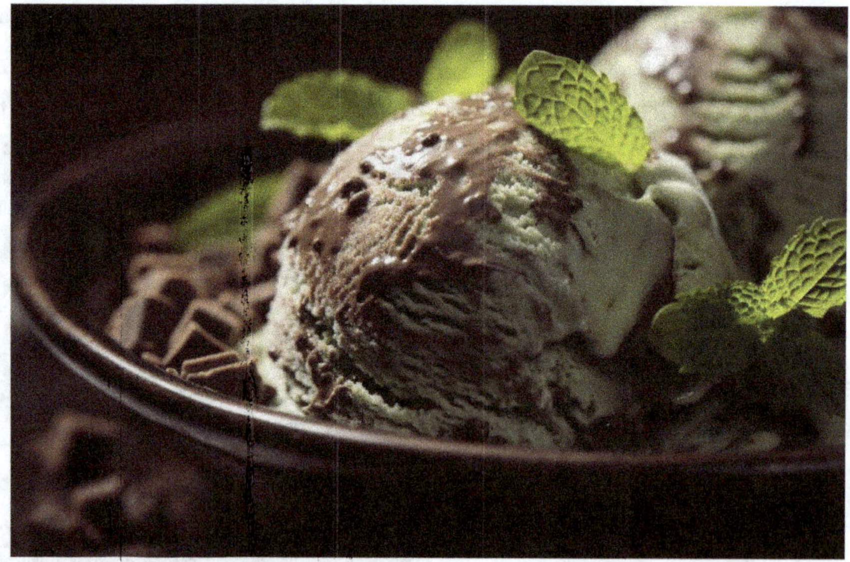

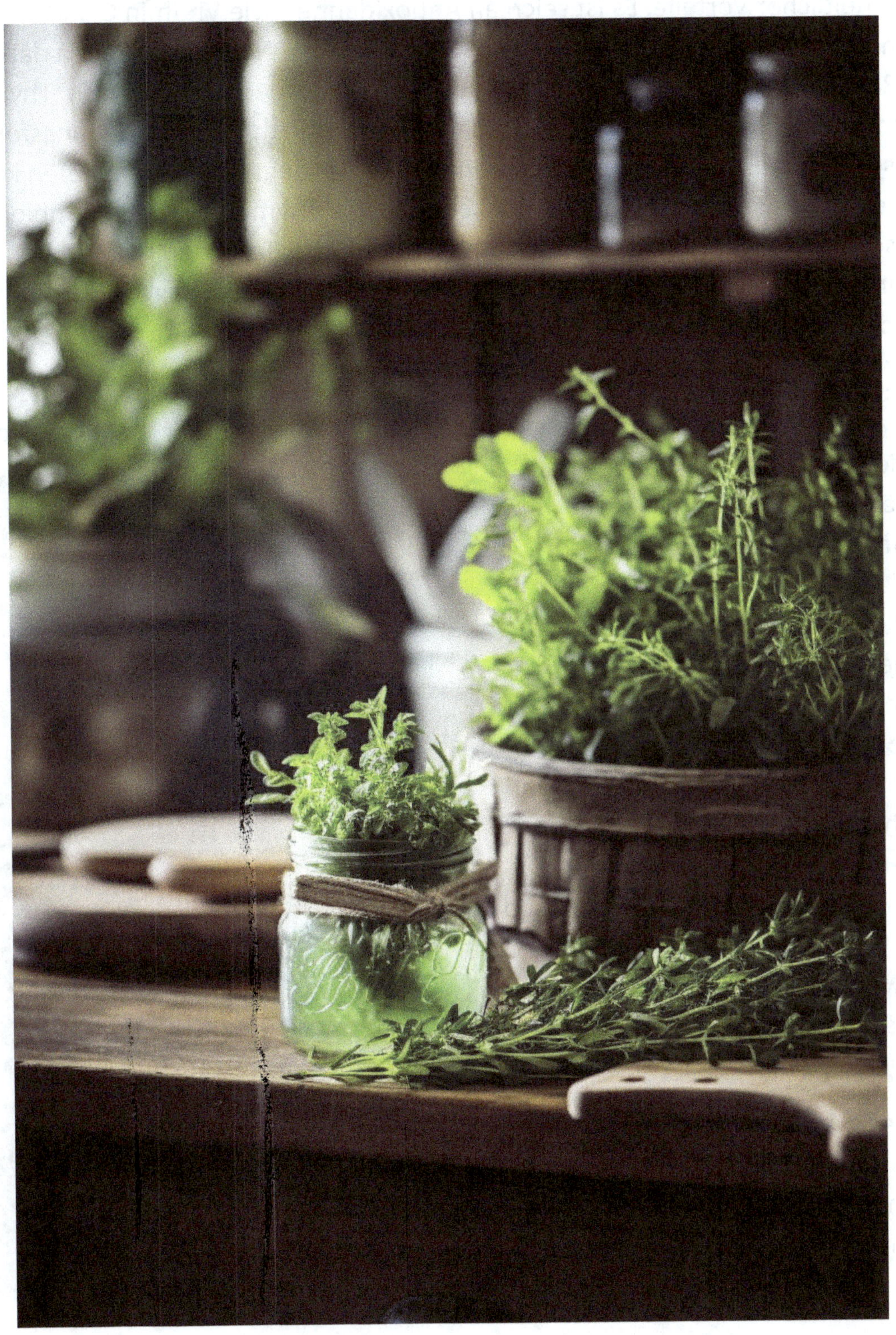

Thymian ist nicht nur ein aromatisches Kraut, sondern auch eine Quelle zahlreicher gesundheitlicher Vorteile. Es ist reich an Antioxidantien wie Vitamin C und Flavonoiden sowie ätherischen Ölen wie Thymol. Diese Nährstoffe tragen dazu bei, freie Radikale zu bekämpfen und Entzündungen im Körper zu reduzieren. Thymian wird traditionell zur Förderung der Verdauung eingesetzt, da er verdauungsfördernde Eigenschaften besitzt und die Produktion von Verdauungssäften stimulieren kann. Darüber hinaus enthält Thymian ätherische Öle wie Thymol, die antimikrobielle Eigenschaften besitzen und somit zur Bekämpfung von Bakterien und Pilzen beitragen können. Thymian wird auch mit einer Verbesserung der Atemwege in Verbindung gebracht, da er helfen kann, Schleim zu lösen und die Symptome von Atemwegserkrankungen wie Husten und Bronchitis zu lindern.

Thymian ist eine duftende und robuste Kräuterpflanze, die für ihr würziges Aroma und ihre vielfältigen Verwendungszwecke geschätzt wird. Ursprünglich aus dem Mittelmeerraum stammend, wird Thymian seit Jahrhunderten in verschiedenen Kulturen als Gewürz und Heilmittel verwendet. Die frischen Thymianblätter werden oft als aromatische Zutat in Suppen, Eintöpfen und Saucen verwendet und verleihen ihnen einen würzigen und erdigen Geschmack. Thymian hat auch medizinische Anwendungen und wird oft zur Linderung von Atemwegserkrankungen und zur Verbesserung der Verdauung eingesetzt.

Interessante Tatsache: Thymian wurde von den alten Ägyptern als Bestandteil von Mumifizierungsmitteln verwendet.

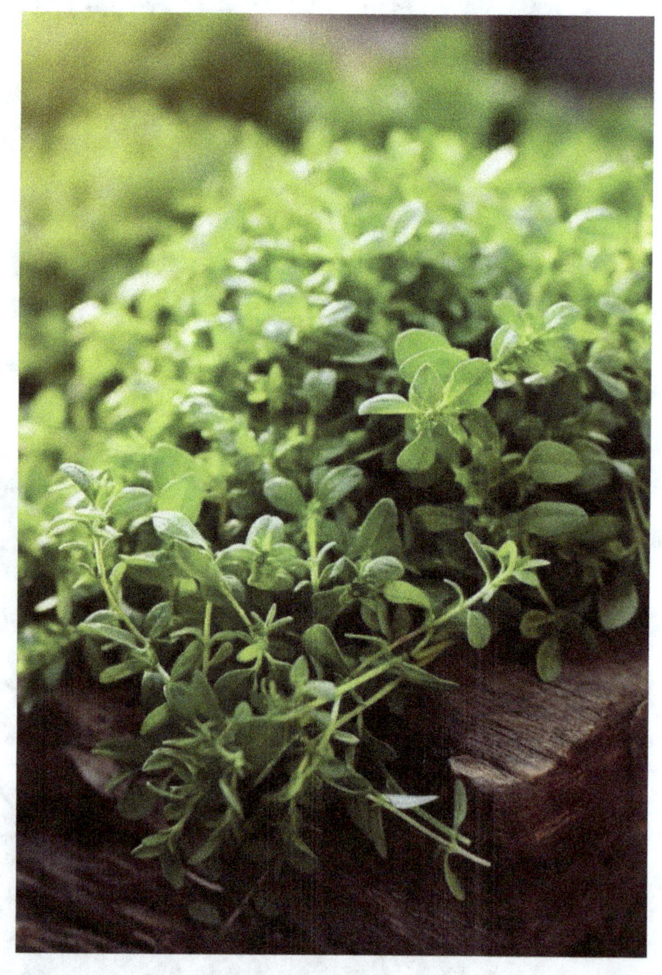

<u>Bei verschiedenen Krankheiten</u>

Thymian wird traditionell zur Linderung von Atemwegserkrankungen wie Husten, Bronchitis und Halsschmerzen eingesetzt. Die entzündungshemmenden und antimikrobiellen Eigenschaften von Thymian können auch bei der Behandlung von Infektionen der Atemwege wie Erkältungen und Grippe hilfreich sein. Darüber hinaus wird Thymian aufgrund seiner beruhigenden Wirkung auch zur Linderung von Stress, Angstzuständen und Schlafstörungen eingesetzt. Einige Studien legen nahe, dass Thymian auch bei der Behandlung von Hauterkrankungen wie Akne und Ekzemen wirksam sein kann, da er entzündungshemmend und antibakteriell wirkt.

Antimikrobielle Wirkung: Thymian enthält ätherische Öle wie Thymol und Carvacrol, die starken antimikrobiellen Eigenschaften haben. Diese Verbindungen können dazu beitragen, Bakterien, Viren und Pilze abzutöten und Infektionen im Körper zu bekämpfen. Thymian wird oft zur Behandlung von Atemwegsinfektionen wie Husten, Bronchitis und Halsschmerzen eingesetzt.

Entzündungshemmend: Thymian hat entzündungshemmende Eigenschaften, die dazu beitragen können, Entzündungen im Körper zu reduzieren. Diese Eigenschaften machen Thymian zu einer nützlichen Ergänzung für die Behandlung von entzündlichen Erkrankungen wie Arthritis, Asthma und Darmentzündungen.

Antioxidative Wirkung: Thymian ist reich an Antioxidantien wie Flavonoide und Vitamin C, die dazu beitragen können, Zellschäden durch freie Radikale zu bekämpfen. Diese antioxidativen Eigenschaften können dazu beitragen, das Risiko für chronische Krankheiten wie Krebs, Herzkrankheiten und neurodegenerative Erkrankungen zu verringern.

Atemwegsgesundheit: Thymian hat schleimlösende und hustenlindernde Eigenschaften und wird oft zur Linderung von Atemwegserkrankungen wie Husten, Bronchitis und Asthma eingesetzt. Thymiantee kann helfen, Schleim aus den Atemwegen zu lösen und die Atemwege zu beruhigen.

Verdauungsfördernd: Thymian kann die Verdauung unterstützen, indem er die Produktion von Verdauungssäften anregt und die Darmmotilität verbessert. Dies kann dazu beitragen, Verdauungsbeschwerden wie Blähungen, Krämpfe und Verstopfung zu lindern.

Immunsystem-Unterstützung: Thymian kann dazu beitragen, das Immunsystem zu stärken und die Abwehrkräfte des Körpers gegen Infektionen zu verbessern. Thymian enthält Verbindungen, die die Produktion von Immunzellen erhöhen und die Immunantwort des Körpers auf Krankheitserreger verbessern können.

Stressabbauend: Der beruhigende Duft von Thymian kann dazu beitragen, Stress und Angstzustände zu reduzieren und das allgemeine Wohlbefinden zu verbessern. Thymian wird oft in der Aromatherapie verwendet, um Entspannung und Ausgeglichenheit zu fördern.

Insgesamt ist Thymian eine vielseitige und nährstoffreiche Kräuterpflanze mit einer Vielzahl von gesundheitlichen Vorteilen. Ob als Gewürz in der Küche, als Tee zur inneren Anwendung oder als ätherisches Öl in der Aromatherapie, Thymian ist eine wertvolle Ergänzung zu einer gesunden Lebensweise.

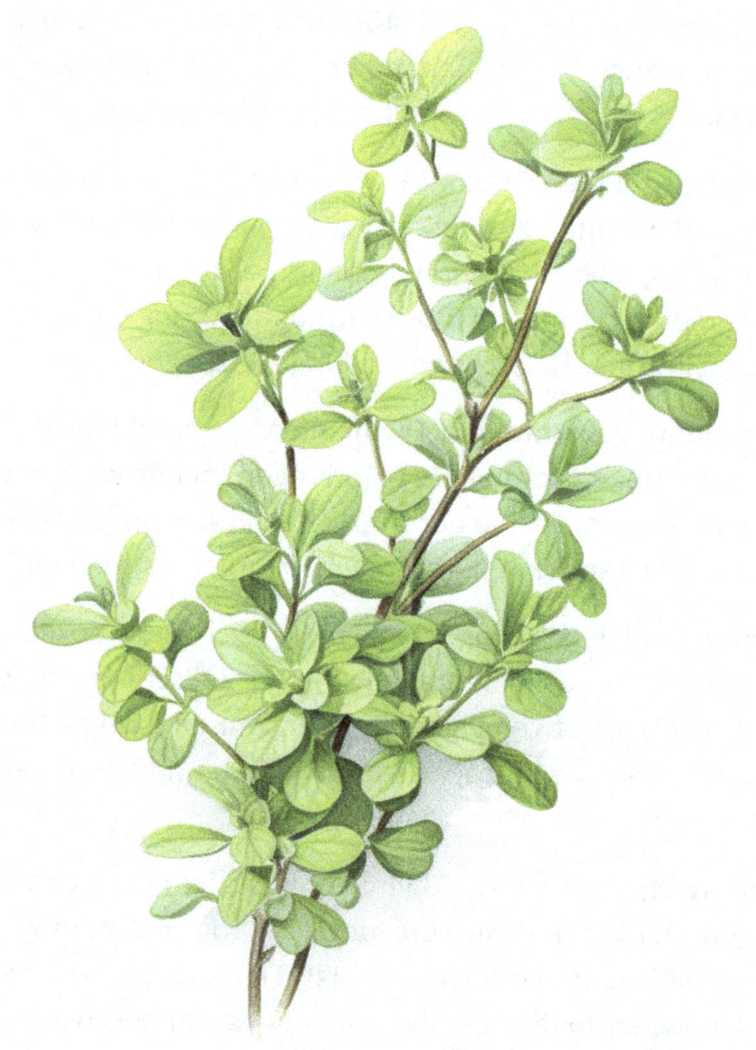

Rezepte für das perfekte Menü

Thymian ist reich an Antioxidantien und hat antimikrobielle Eigenschaften. Versuchen Sie diese Rezepte:

Gebackene Hähnchenbrust mit Thymian

Gebackene Hähnchenbrust mit Thymian ist ein köstliches und einfach zuzubereitendes Gericht, das mit frischen Aromen und saftigem Hähnchen zergeht. Um dieses Gericht zuzubereiten, benötigen Sie:

Hähnchenbrustfilets
Frischer Thymian, fein gehackt
Knoblauchzehen, fein gehackt oder zerdrückt
Zitronensaft
Olivenöl
Salz und Pfeffer zum Abschmecken

Zur Zubereitung der gebackenen Hähnchenbrust mit Thymian mischen Sie in einer Schüssel den gehackten Thymian, Knoblauch, Zitronensaft, Olivenöl, Salz und Pfeffer. Legen Sie die Hähnchenbrustfilets in die Marinade und stellen Sie sicher, dass sie vollständig damit bedeckt sind. Lassen Sie das Hähnchen mindestens 30 Minuten oder bis zu mehreren Stunden in der Marinade ziehen, um die Aromen aufzunehmen.

Heizen Sie dann den Ofen vor und braten Sie die marinierten Hähnchenbrustfilets bei mittlerer Hitze, bis sie goldbraun und durchgegart sind. Stellen Sie sicher, dass Sie die Hähnchenbrust während des Bratens einmal wenden, damit sie gleichmäßig gegart werden. Servieren Sie die gebackene Hähnchenbrust mit Beilagen Ihrer Wahl für ein herzhaftes und befriedigendes Hauptgericht.

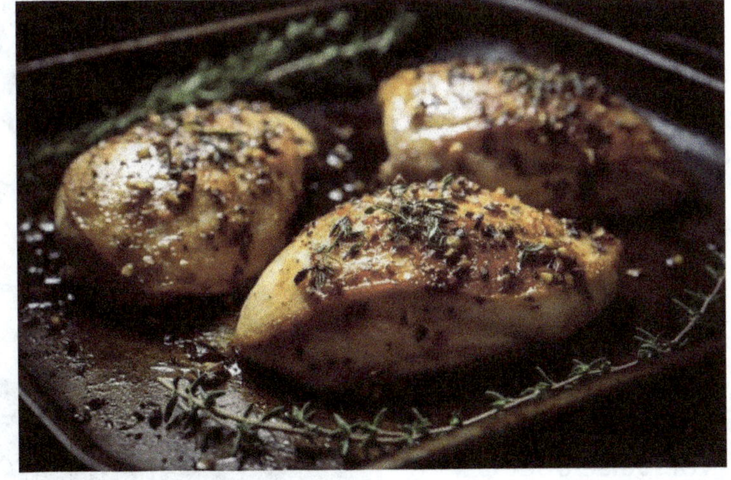

Thymian-Kartoffelsuppe

Thymian-Kartoffelsuppe ist eine köstliche und beruhigende Suppe, die perfekt für kalte Tage ist und mit ihrem reichen Aroma und ihrer cremigen Konsistenz Wärme spendet. Um diese Suppe zuzubereiten, benötigen Sie:

Kartoffeln, geschält und in Würfel geschnitten
Gemüsebrühe
Frischer Thymian
Sahne oder Milch (optional)
Salz und Pfeffer zum Abschmecken

Zur Zubereitung der Thymian-Kartoffelsuppe geben Sie die Kartoffelwürfel und die Gemüsebrühe in einen Topf und bringen Sie sie zum Kochen. Reduzieren Sie die Hitze und lassen Sie die Kartoffeln köcheln, bis sie weich und gar sind. Fügen Sie dann den frischen Thymian hinzu und lassen Sie die Suppe weitere Minuten köcheln, damit sich die Aromen vermischen können. Verwenden Sie einen Pürierstab oder einen Mixer, um die Suppe zu pürieren, bis sie eine glatte und cremige Konsistenz hat. Bei Bedarf können Sie Sahne oder Milch hinzufügen, um die Suppe noch cremiger zu machen.

Würzen Sie die Suppe mit Salz und Pfeffer nach Geschmack und passen Sie die Gewürze an, um den Geschmack zu optimieren. Servieren Sie die Thymian-Kartoffelsuppe heiß mit frischem Brot oder Croutons als köstliche und herzhafte Vorspeise oder Hauptgericht.

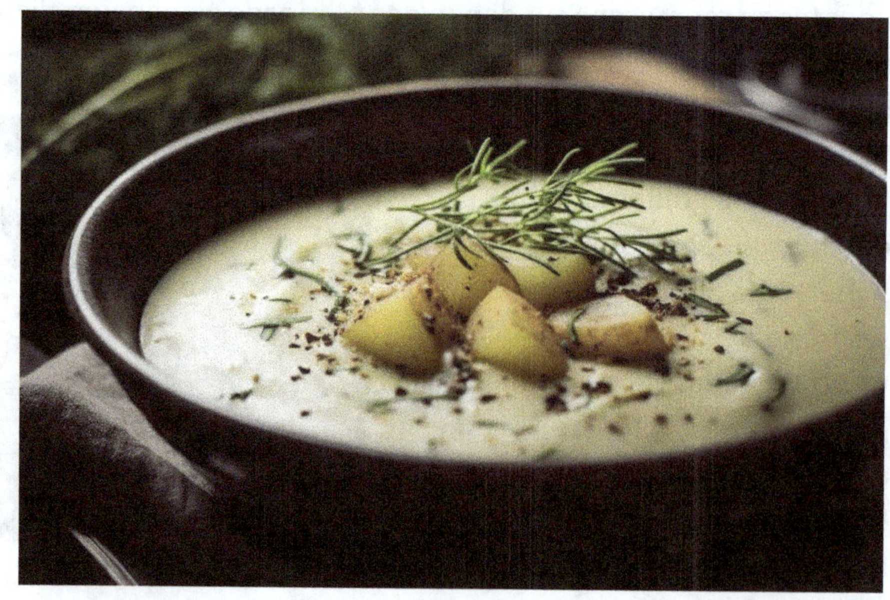

Dill

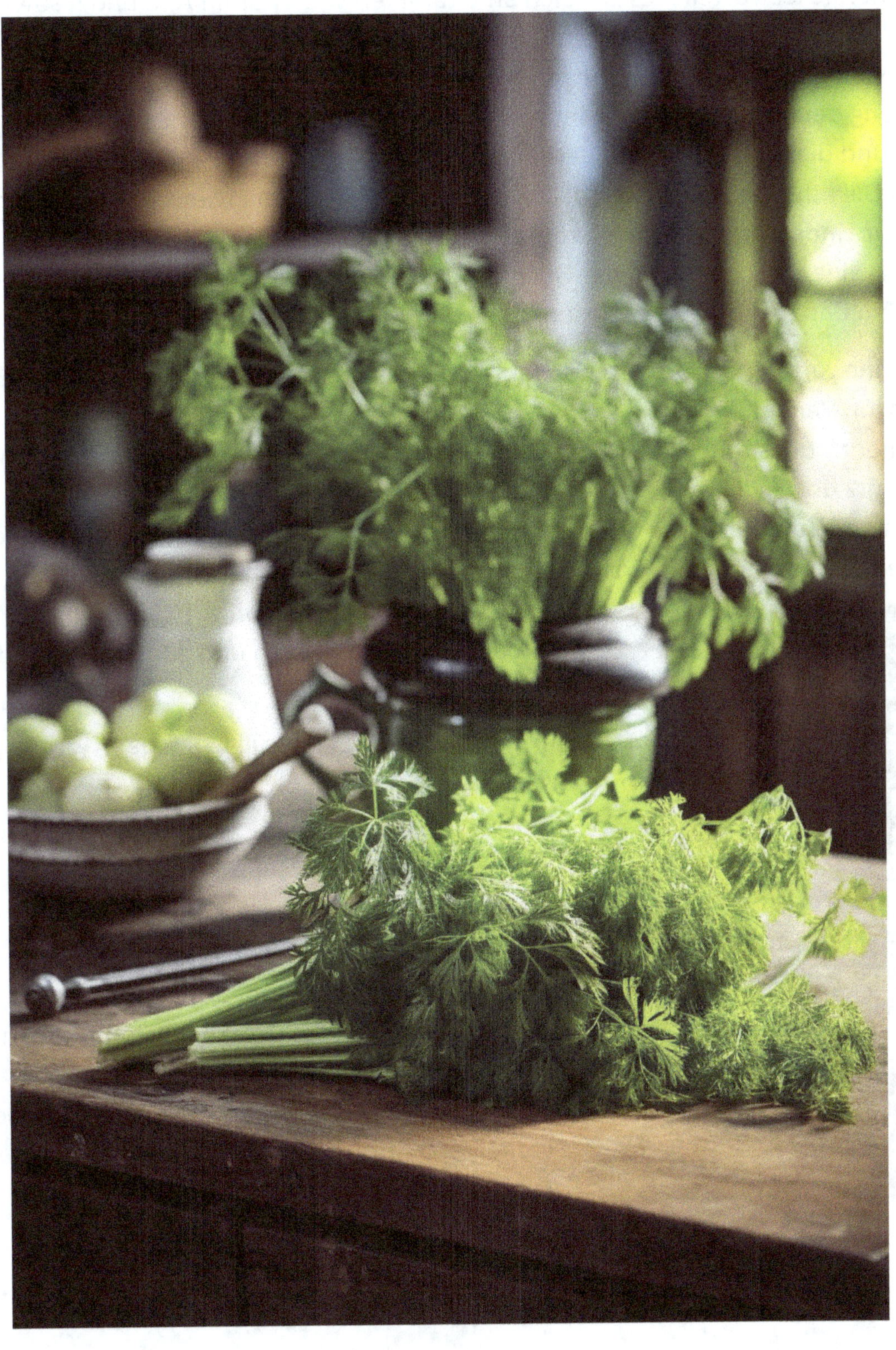

Dill ist nicht nur ein beliebtes Küchenkraut, sondern auch eine Quelle zahlreicher gesundheitlicher Vorteile. Es ist reich an Vitaminen wie Vitamin A, C und K sowie Mineralien wie Kalzium und Eisen. Diese Nährstoffe tragen zur Stärkung des Immunsystems bei und unterstützen die Knochengesundheit. Dill wird traditionell zur Förderung der Verdauung eingesetzt, da er verdauungsfördernde Eigenschaften besitzt und die Produktion von Verdauungssäften stimulieren kann. Darüber hinaus enthält Dill ätherische Öle wie Carvon, die krampflösenden Eigenschaften haben und somit zur Linderung von Magenkrämpfen und Blähungen beitragen können. Dill wird auch mit einer Verbesserung der Herzgesundheit in Verbindung gebracht, da er helfen kann, den Cholesterinspiegel zu senken und den Blutdruck zu regulieren.

Dill ist eine zarte und aromatische Kräuterpflanze, die für ihr frisches Aroma und ihre vielfältigen Verwendungszwecke geschätzt wird. Ursprünglich aus dem Mittelmeerraum stammend, wird Dill seit Jahrhunderten in verschiedenen Kulturen als Gewürz und Heilmittel verwendet. Die frischen Dillblätter werden oft als aromatische Zutat in Salaten, Fischgerichten und Saucen verwendet und verleihen ihnen einen frischen und würzigen Geschmack. Dill hat auch medizinische

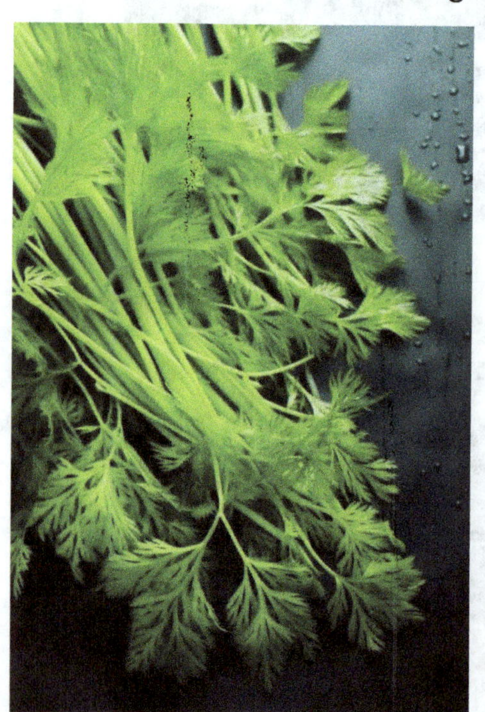

Anwendungen und wird oft zur Linderung von Verdauungsbeschwerden und zur Förderung der Verdauung eingesetzt.

Interessante Tatsache: Dill kann bis zu einem Meter hoch werden.

Bei verschiedenen Krankheiten

Dill wird traditionell zur Linderung von Verdauungsbeschwerden wie Blähungen, Magenkrämpfen und Verdauungsstörungen eingesetzt. Die krampflösenden Eigenschaften von Dill können auch bei der Behandlung von Menstruationsbeschwerden wie Krämpfen und Schmerzen hilfreich sein.

Darüber hinaus wird Dill aufgrund seiner beruhigenden Wirkung auch zur Linderung von Stress, Angstzuständen und Schlafstörungen eingesetzt. Einige Studien legen nahe, dass Dill auch bei der Behandlung von Blähungen und Koliken bei Säuglingen wirksam sein kann, da er die Verdauung fördern und Blähungen reduzieren kann.

Verdauungsfördernd: Dill wird traditionell zur Förderung der Verdauung eingesetzt. Er enthält ätherische Öle wie Carvon und Limonen, die die Produktion von Verdauungssäften anregen und die Darmmotilität verbessern können. Dies kann dazu beitragen, Verdauungsbeschwerden wie Blähungen, Krämpfe und Verstopfung zu lindern.

Entzündungshemmend: Dill enthält entzündungshemmende Verbindungen wie Flavonoide und Polyphenole, die dazu beitragen können, Entzündungen im Körper zu reduzieren. Dies kann besonders bei entzündlichen Erkrankungen wie Arthritis, Asthma und Darmentzündungen von Vorteil sein.

Antioxidative Wirkung: Dill ist reich an Antioxidantien wie Vitamin C und Flavonoide, die dazu beitragen können, Zellschäden durch freie Radikale zu bekämpfen. Diese antioxidativen Eigenschaften können dazu beitragen, das Risiko für chronische Krankheiten wie Krebs, Herzkrankheiten und neurodegenerative Erkrankungen zu verringern.

Beruhigende Wirkung: Der sanfte Geschmack und das Aroma von Dill haben eine beruhigende Wirkung auf den Magen und können dazu beitragen, Magen-Darm-Beschwerden wie Übelkeit und Sodbrennen zu lindern. Dilltee wird oft zur Linderung von Magenbeschwerden eingesetzt und kann helfen, den Magen zu beruhigen und das allgemeine Wohlbefinden zu verbessern.

Atemwegsgesundheit: Dill hat schleimlösende und hustenlindernde Eigenschaften und wird oft zur Linderung von Atemwegserkrankungen wie Husten, Bronchitis und Asthma eingesetzt. Dilltee kann helfen, Schleim aus den Atemwegen zu lösen und die Atemwege zu beruhigen.

Hormonelle Balance: Dill enthält Verbindungen, die östrogenähnliche Wirkungen haben und dazu beitragen können, die hormonelle Balance im Körper zu regulieren. Dies kann besonders für Frauen in den Wechseljahren von Vorteil sein, da Dill zur Linderung von Hitzewallungen, Nachtschweiß und anderen Symptomen der Menopause eingesetzt werden kann.

Gewichtsmanagement: Dill kann dazu beitragen, das Gewicht zu kontrollieren, indem er den Stoffwechsel ankurbelt und den Appetit reduziert. Dilltee wird oft als natürlicher Appetitzügler verwendet und kann helfen, Heißhungerattacken zu reduzieren und das Abnehmen zu unterstützen.

Insgesamt ist Dill eine vielseitige und nährstoffreiche Kräuterpflanze mit einer Vielzahl von gesundheitlichen Vorteilen. Ob als Gewürz in der Küche, als Tee zur inneren Anwendung oder als Zutat in Hautpflegeprodukten, Dill ist eine wertvolle Ergänzung zu einer gesunden Lebensweise.

Rezepte für das perfekte Menü

Dill ist reich an Vitamin A und C und hat verdauungsfördernde Eigenschaften. Probieren Sie diese Rezepte aus:

Gurkensalat mit Dill

Gurkensalat mit Dill ist eine erfrischende und aromatische Beilage, die perfekt zu vielen Gerichten passt. Um diesen Salat zuzubereiten, benötigen Sie:

Gurken, dünn geschnitten (am besten mit einem Gemüsehobel oder einer Mandoline)
Frischer Dill, fein gehackt
Essig (z. B. Weißweinessig oder Apfelessig)
Salz und Zucker zum Abschmecken

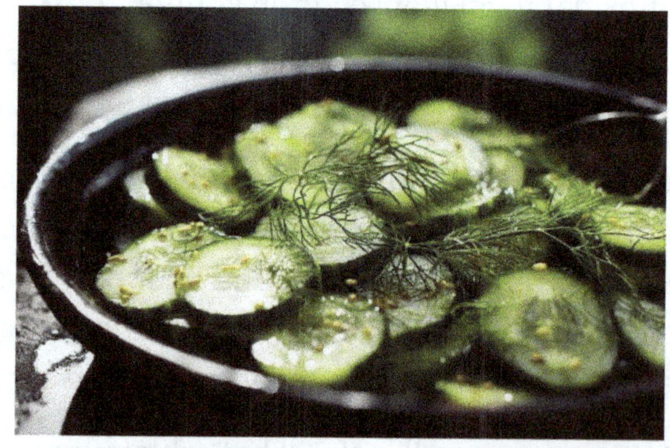

Zur Zubereitung des Gurkensalats mit Dill mischen Sie die dünn geschnittenen Gurken in einer Schüssel mit dem gehackten Dill. In einer separaten kleinen Schüssel mischen Sie den Essig mit einer Prise Salz und Zucker, um ein Dressing zuzubereiten. Gießen Sie das Dressing über die Gurken und den Dill und vermengen Sie alles gut, damit die Aromen sich vermischen. Lassen Sie den Gurkensalat für mindestens 15-30 Minuten im Kühlschrank ziehen, damit sich die Aromen entfalten können. Der Gurkensalat mit Dill ist eine erfrischende Beilage zu gegrilltem Fleisch, Fisch oder als Teil eines leichten Mittagessens oder Abendessens.

<u>**Lachs mit Dillsoße**</u>

Lachs mit Dillsoße ist ein elegantes und geschmackvolles Gericht, das einfach zuzubereiten ist und perfekt für besondere Anlässe oder ein leckeres Abendessen ist. Um dieses Gericht zuzubereiten, benötigen Sie:

Lachsfilets
Frischer Dill, fein gehackt
Zitrone, in Scheiben geschnitten
Senf
Honig
Sahne
Salz und Pfeffer zum Abschmecken

Zur Zubereitung des Lachses mit Dillsoße würzen Sie die Lachsfilets mit Salz und Pfeffer und braten Sie sie in einer Pfanne mit etwas Öl oder Butter auf jeder Seite goldbraun und gar. Während der Lachs brät, bereiten Sie die Dillsoße vor. In einer kleinen Saucepanne erhitzen Sie die Sahne bei mittlerer Hitze und rühren Sie den Senf und den Honig ein, bis sie gut vermischt sind. Fügen Sie dann den gehackten Dill hinzu und lassen Sie die Soße einige Minuten köcheln, damit sich die Aromen vermischen.

Nach Bedarf können Sie die Soße mit Zitronensaft, Salz und Pfeffer abschmecken. Servieren Sie den gebratenen Lachs mit der Dillsoße und Zitronenscheiben für einen Hauch von Frische. Dieses Gericht passt gut zu Reis, Kartoffeln oder einem frischen Salat.

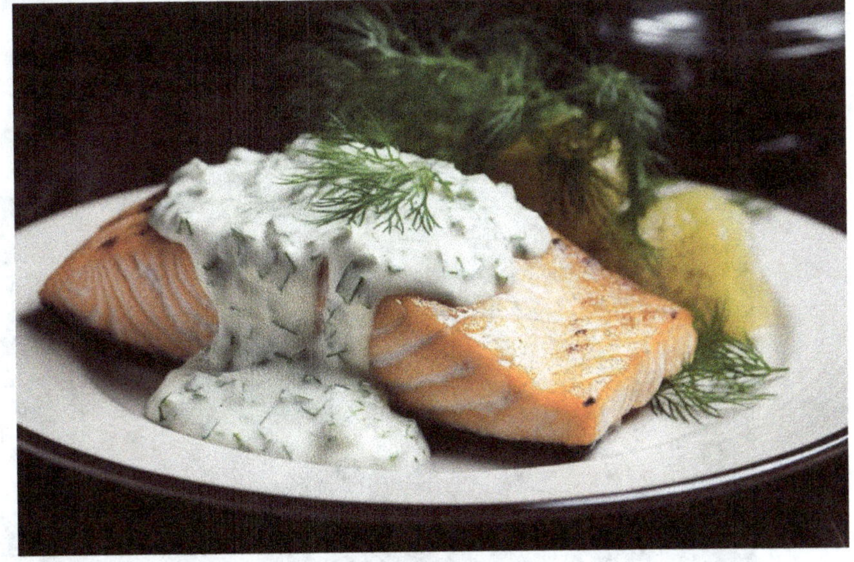

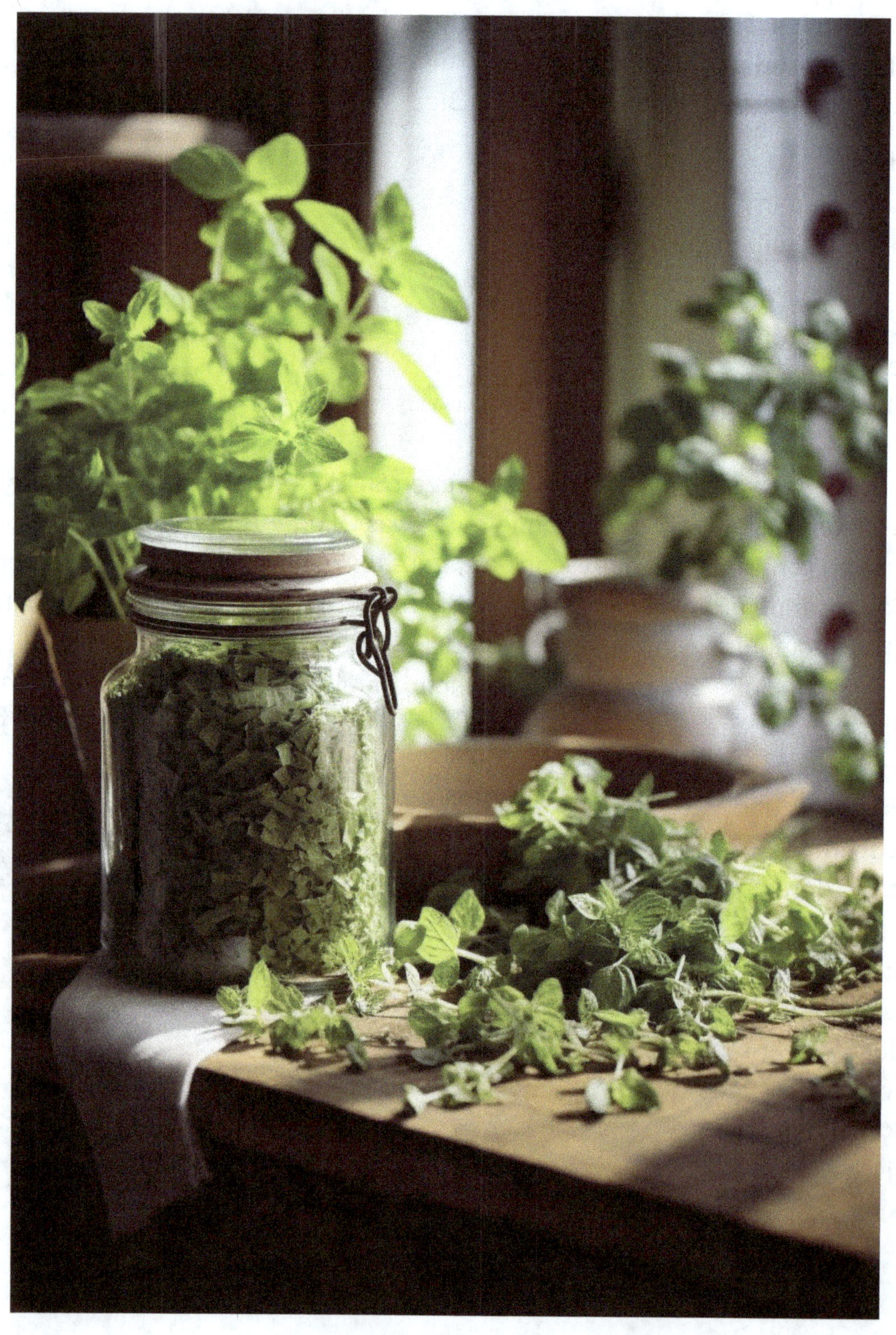

Oregano ist nicht nur ein beliebtes Gewürz in der Küche, sondern hat auch eine Vielzahl von gesundheitlichen Vorteilen. Er ist reich an Antioxidantien wie Vitamin C und Flavonoiden sowie ätherischen Ölen wie Carvacrol und Thymol. Diese Nährstoffe tragen dazu bei, freie Radikale zu bekämpfen und Entzündungen im Körper zu reduzieren. Oregano wird traditionell zur Förderung der Verdauung eingesetzt, da er verdauungsfördernde Eigenschaften besitzt und die Produktion von Verdauungssäften stimulieren kann. Darüber hinaus enthält Oregano ätherische Öle wie Carvacrol, die antimikrobiellen Eigenschaften haben und somit zur Bekämpfung von Bakterien und Pilzen beitragen können. Oregano wird auch mit einer Verbesserung der Atemwege in Verbindung gebracht, da er helfen kann, Schleim zu lösen und die Symptome von Atemwegserkrankungen wie Husten und Bronchitis zu lindern.

Oregano ist eine robuste und würzige Kräuterpflanze, die für ihr intensives Aroma und ihre vielfältigen Verwendungszwecke geschätzt wird. Ursprünglich aus dem Mittelmeerraum stammend, wird Oregano seit Jahrhunderten in verschiedenen Kulturen als Gewürz und Heilmittel verwendet. Die frischen Oreganoblätter werden oft als aromatische Zutat in Pizza, Pasta-Saucen und Fleischgerichten verwendet und verleihen ihnen einen intensiven und würzigen Geschmack. Oregano hat auch medizinische Anwendungen und wird oft zur Linderung von Atemwegserkrankungen und zur Förderung der Verdauung eingesetzt.

Interessante Tatsache: Oregano stammt ursprünglich aus dem Mittelmeerraum und ist ein wichtiger Bestandteil der mediterranen Küche.

<u>Bei verschiedenen Krankheiten</u>

Oregano wird traditionell zur Linderung von Verdauungsbeschwerden wie Blähungen, Magenkrämpfen und Verdauungsstörungen eingesetzt. Die antimikrobiellen Eigenschaften von Oregano können auch bei der Behandlung von Infektionen des Magen-Darm-Trakts wie Durchfall und Magenverstimmung hilfreich sein. Darüber hinaus wird Oregano aufgrund seiner entzündungshemmenden Wirkung auch zur Linderung von Arthritis und rheumatischen Beschwerden eingesetzt. Einige Studien legen nahe, dass Oregano auch bei der Behandlung von Hauterkrankungen wie Akne und Ekzemen wirksam sein kann, da er entzündungshemmend und antimikrobiell wirkt.

Antimikrobielle Wirkung: Oregano enthält ätherische Öle wie Carvacrol und Thymol, die starke antimikrobielle Eigenschaften haben. Diese Verbindungen können dazu beitragen, Bakterien, Viren und Pilze abzutöten und Infektionen im Körper zu bekämpfen. Oregano wird oft zur Behandlung von Atemwegsinfektionen, Magen-Darm-Infektionen und Hautinfektionen eingesetzt.

Entzündungshemmend: Oregano hat entzündungshemmende Eigenschaften, die dazu beitragen können, Entzündungen im Körper zu reduzieren. Diese Eigenschaften machen Oregano zu einer nützlichen Ergänzung für die Behandlung von entzündlichen Erkrankungen wie Arthritis, Asthma und Darmentzündungen.

Antioxidative Wirkung: Oregano ist reich an Antioxidantien wie Flavonoide und Vitamin C, die dazu beitragen können, Zellschäden durch freie Radikale zu bekämpfen. Diese antioxidativen Eigenschaften können dazu beitragen, das Risiko für chronische Krankheiten wie Krebs, Herzkrankheiten und neurodegenerative Erkrankungen zu verringern.

Verdauungsfördernd: Oregano kann die Verdauung unterstützen, indem er die Produktion von Verdauungssäften anregt und die Darmmotilität verbessert. Dies kann dazu beitragen, Verdauungsbeschwerden wie Blähungen, Krämpfe und Verstopfung zu lindern.

Atemwegsgesundheit: Oregano hat schleimlösende und hustenlindernde Eigenschaften und wird oft zur Linderung von Atemwegserkrankungen wie Husten, Bronchitis und Asthma eingesetzt. Oregano kann helfen, Schleim aus den Atemwegen zu lösen und die Atemwege zu beruhigen.

Herzgesundheit: Die entzündungshemmenden und antioxidativen Eigenschaften von Oregano können dazu beitragen, das Risiko für Herz-Kreislauf-Erkrankungen zu verringern. Oregano kann den Cholesterinspiegel senken, die Blutgefäße entspannen und den Blutdruck regulieren, was zu einer gesünderen Herzfunktion führt.

Immunsystem-Unterstützung: Oregano kann dazu beitragen, das Immunsystem zu stärken und die Abwehrkräfte des Körpers gegen Infektionen zu verbessern. Oregano enthält Verbindungen, die die Produktion von Immunzellen erhöhen und die Immunantwort des Körpers auf Krankheitserreger verbessern können.

Insgesamt ist Oregano eine vielseitige und nährstoffreiche Kräuterpflanze mit einer Vielzahl von gesundheitlichen Vorteilen. Ob als Gewürz in der Küche, als Tee zur inneren Anwendung oder als ätherisches Öl in der Aromatherapie, Oregano ist eine wertvolle Ergänzung zu einer gesunden Lebensweise.

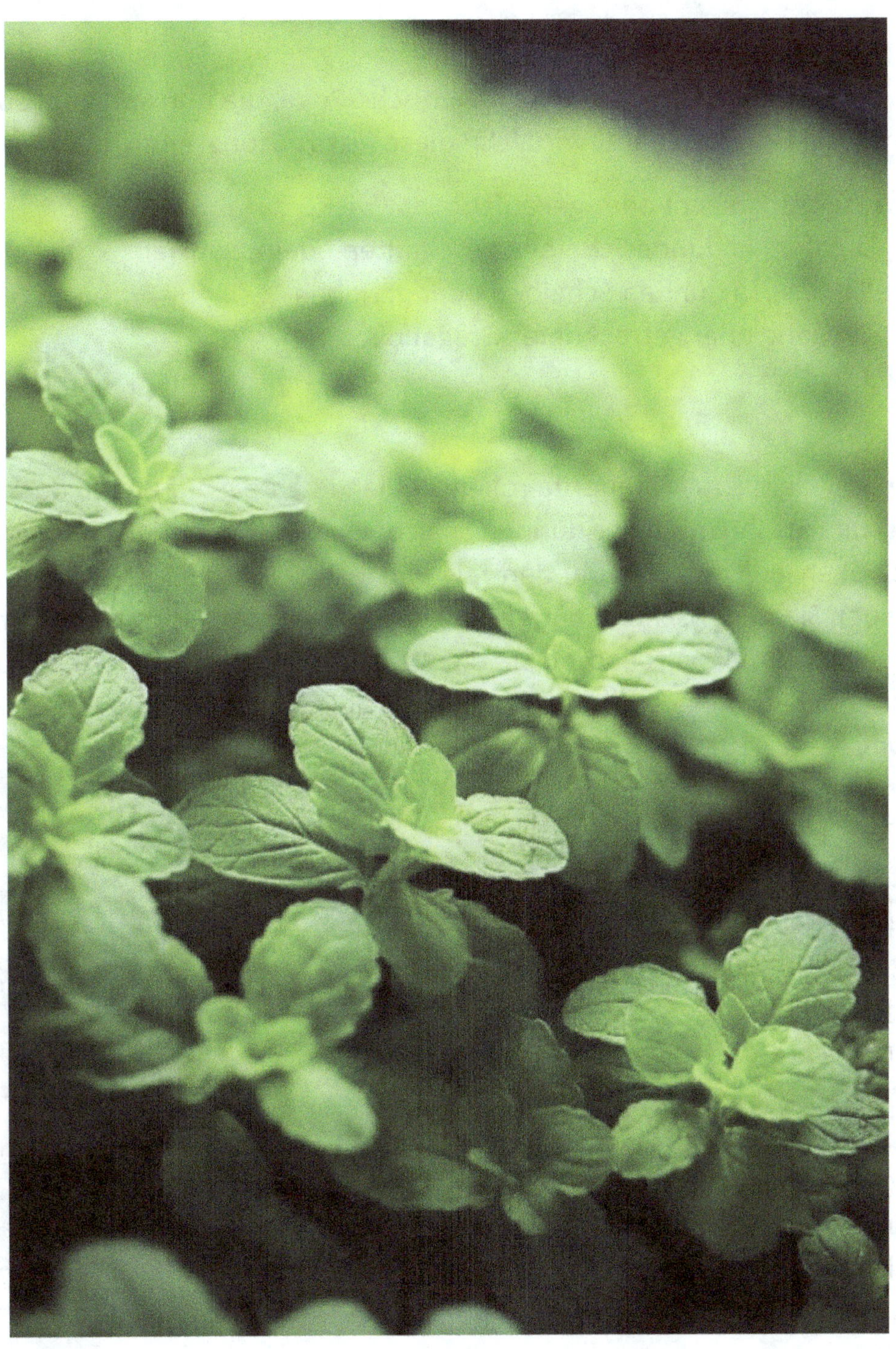

<u>Rezepte für das perfekte Menü</u>

Oregano ist reich an Antioxidantien und hat entzündungshemmende Eigenschaften. Hier sind zwei Rezepte, um Oregano zu verwenden:

<u>Pizza Margherita</u>

Die Pizza Margherita ist eine klassische italienische Pizza, die mit wenigen, aber hochwertigen Zutaten zubereitet wird. Um diese Pizza zuzubereiten, benötigen Sie:

Pizzateig (selbstgemacht oder gekauft)
Frische Tomaten, in dünne Scheiben geschnitten oder gewürfelt
Mozzarella-Käse, in dünnen Scheiben oder gerieben
Frischer Oregano oder getrockneter Oregano
Salz und Olivenöl

Zur Zubereitung der Pizza Margherita rollen Sie den Pizzateig auf einem Backblech aus und bestreichen Sie ihn mit einer dünnen Schicht Olivenöl. Verteilen Sie die Tomatenscheiben gleichmäßig über den Teig und legen Sie die Mozzarellascheiben darauf. Streuen Sie den frischen oder getrockneten Oregano über die Pizza und würzen Sie sie leicht mit Salz. Backen Sie die Pizza im vorgeheizten Ofen, bis der Teig knusprig ist und der Käse geschmolzen und leicht gebräunt ist. Dies dauert normalerweise etwa 10-15 Minuten, je nach Dicke des Teigs und der gewünschten Knusprigkeit. Sobald die Pizza fertig ist, nehmen Sie sie aus dem Ofen und servieren Sie sie heiß. Die Pizza Margherita ist einfach, aber köstlich und wird sicherlich jeden Pizza-Liebhaber begeistern.

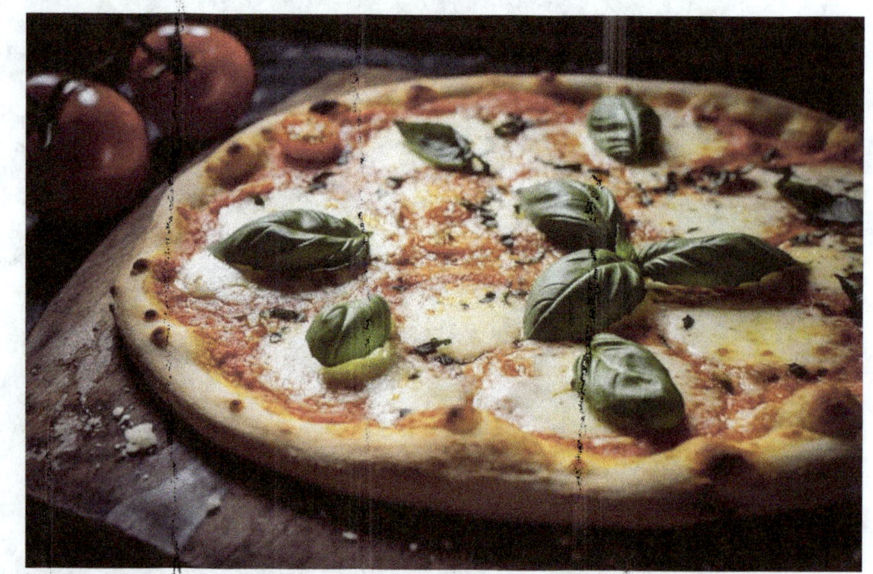

Oregano-Tomatensauce

Die Oregano-Tomatensauce ist eine würzige und aromatische Sauce, die perfekt zu Pasta, Pizza oder anderen italienischen Gerichten passt. Um diese Sauce zuzubereiten, benötigen Sie:

Tomaten, frisch oder aus der Dose, gehackt
Frischer Oregano oder getrockneter Oregano
Knoblauchzehen, fein gehackt
Zwiebeln, fein gehackt
Olivenöl
Salz und Pfeffer zum Abschmecken

Zur Zubereitung der Oregano-Tomatensauce erhitzen Sie etwas Olivenöl in einer Pfanne und braten Sie die gehackten Zwiebeln und Knoblauch darin an, bis sie weich und duftend sind. Fügen Sie dann die gehackten Tomaten und den Oregano hinzu und lassen Sie die Sauce einige Minuten köcheln, damit sich die Aromen vermischen können. Wenn Sie frischen Oregano verwenden, können Sie die Blätter von den Stielen zupfen und grob hacken, bevor Sie sie zur Sauce geben. Bei Verwendung von getrocknetem Oregano fügen Sie einfach die entsprechende Menge hinzu. Würzen Sie die Sauce mit Salz und Pfeffer nach Geschmack und lassen Sie sie einige Minuten köcheln, bis sie etwas eingedickt ist. Die Oregano-Tomatensauce ist jetzt fertig und kann über Pasta gegossen, als Basis für Pizza verwendet oder als Dip für Brot serviert werden.

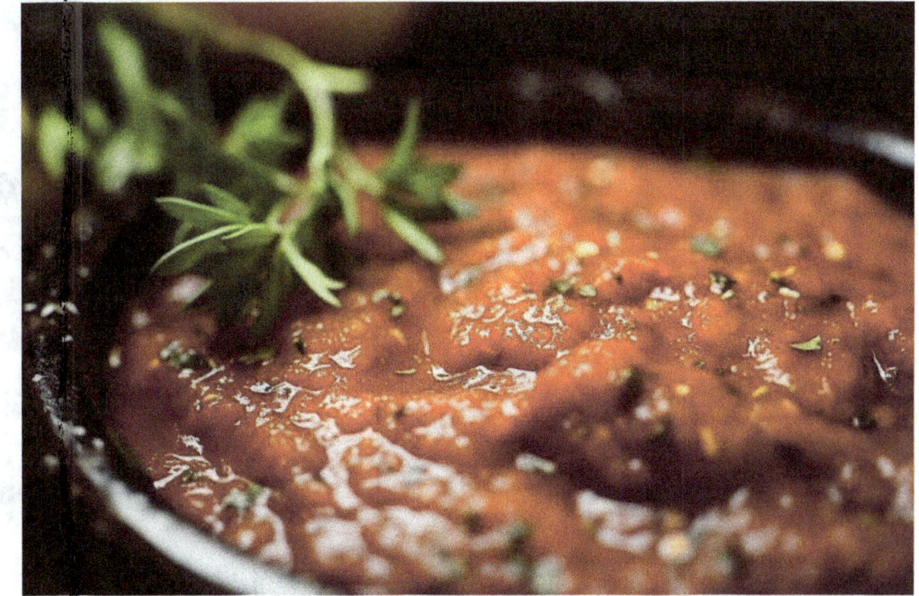

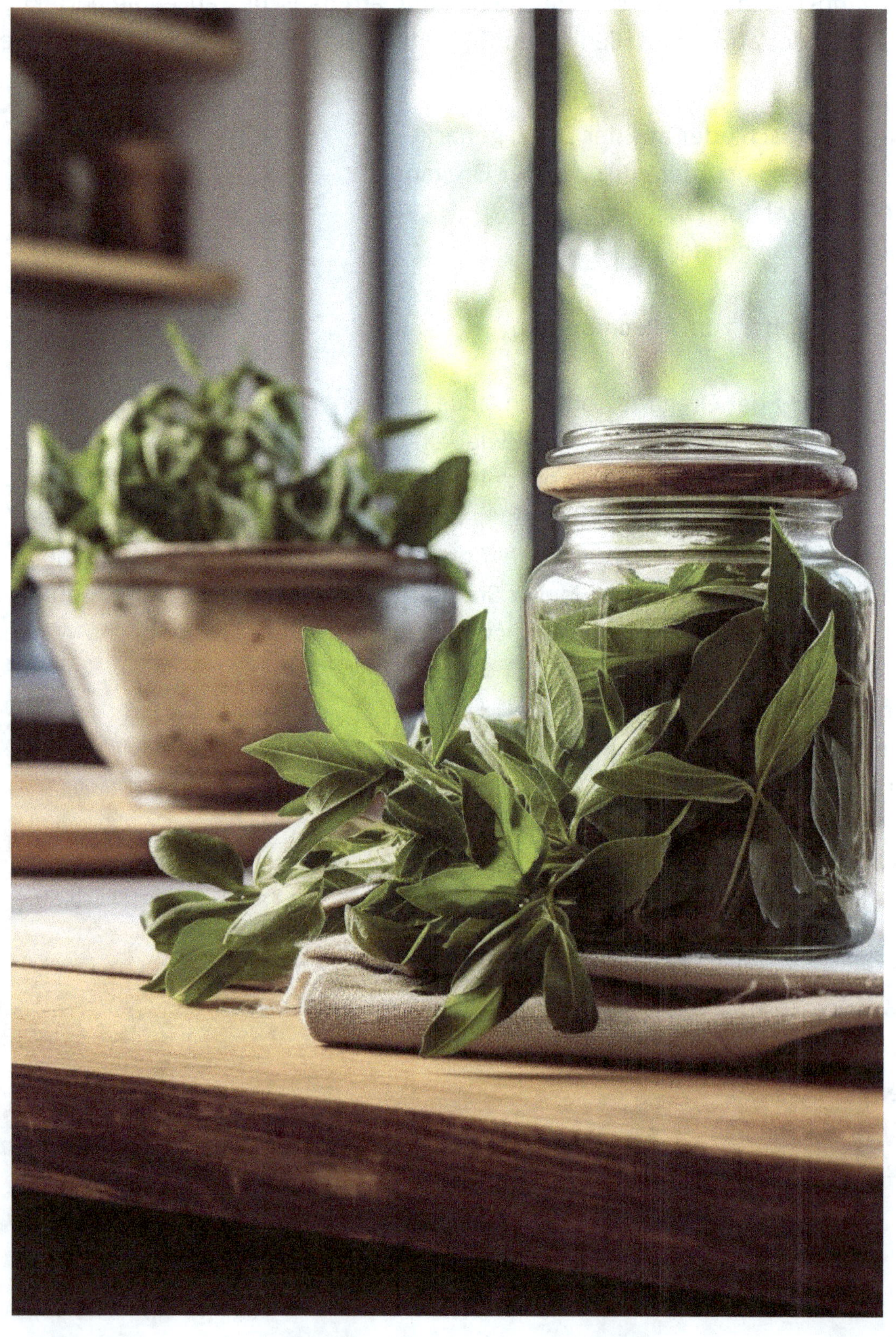

Lorbeerblätter sind nicht nur eine aromatische Zugabe zu Suppen und Eintöpfen, sondern haben auch eine Vielzahl von gesundheitlichen Vorteilen. Sie sind reich an ätherischen Ölen wie Eugenol und Cineol sowie Flavonoiden und Tanninen. Diese Verbindungen verleihen den Lorbeerblättern entzündungshemmende, antimikrobielle und krampflösende Eigenschaften. Lorbeerblätter werden traditionell zur Linderung von Verdauungsbeschwerden wie Blähungen und Magenkrämpfen eingesetzt. Darüber hinaus können sie auch bei der Behandlung von Erkrankungen wie Arthritis und Rheuma helfen, da sie entzündungshemmende Eigenschaften haben. Einige Studien legen nahe, dass Lorbeerblätter auch zur Senkung des Blutzuckerspiegels beitragen können, was für Menschen mit Diabetes von Vorteil sein kann.

Lorbeerblätter sind aromatische Blätter, die oft als Gewürz in der Küche verwendet werden und für ihr herb-würziges Aroma geschätzt werden. Ursprünglich aus dem Mittelmeerraum stammend, werden Lorbeerblätter seit Jahrhunderten in verschiedenen Kulturen als Gewürz und Heilmittel verwendet. Die getrockneten Lorbeerblätter werden oft in Suppen, Eintöpfen und Schmorgerichten verwendet und verleihen ihnen einen charakteristischen Geschmack. Lorbeerblätter haben auch medizinische Anwendungen und werden oft zur Linderung von Verdauungsbeschwerden und zur Förderung der Verdauung eingesetzt.

Interessante Tatsache: Lorbeerblätter werden oft in der griechischen und römischen Mythologie erwähnt und galten als Symbol für Sieg und Ehre.

<u>Bei verschiedenen Krankheiten</u>

Lorbeerblätter werden traditionell zur Linderung von Verdauungsbeschwerden wie Blähungen, Magenkrämpfen und Verdauungsstörungen eingesetzt. Die krampflösenden Eigenschaften von Lorbeerblättern können auch bei der Behandlung von Menstruationsbeschwerden wie Krämpfen und Schmerzen hilfreich sein. Darüber hinaus werden Lorbeerblätter aufgrund ihrer entzündungshemmenden Wirkung auch zur Linderung von Arthritis und rheumatischen Beschwerden eingesetzt. Einige Studien legen nahe, dass Lorbeerblätter auch bei der Behandlung von Diabetes wirksam sein können, da sie den Blutzuckerspiegel regulieren und die Insulinproduktion verbessern können.

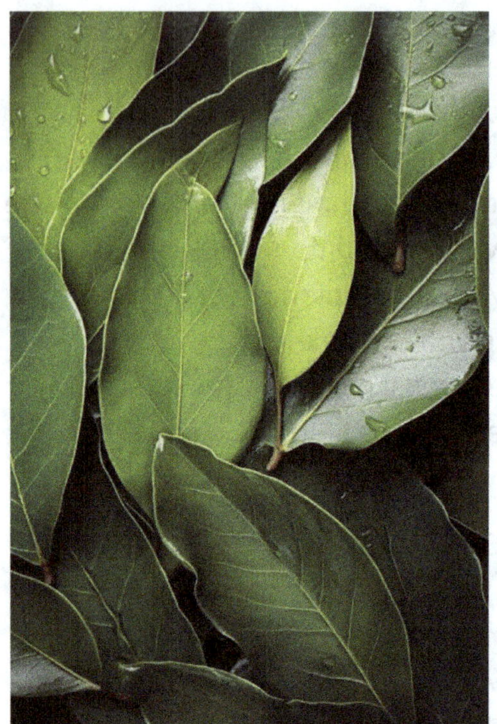

Verdauungsfördernd: Lorbeerblätter enthalten ätherische Öle, die dazu beitragen können, die Verdauung zu fördern. Sie stimulieren die Produktion von Verdauungssäften und können dazu beitragen, Verdauungsbeschwerden wie Blähungen, Krämpfe und Verstopfung zu lindern.

Entzündungshemmend: Die entzündungshemmenden Eigenschaften von Lorbeerblättern können dazu beitragen, Entzündungen im Körper zu reduzieren. Dies kann besonders bei entzündlichen Erkrankungen wie Arthritis, Gicht und Darmentzündungen von Vorteil sein.

Antioxidative Wirkung: Lorbeerblätter sind reich an Antioxidantien, die dazu beitragen können, Zellschäden durch freie Radikale zu bekämpfen. Diese antioxidativen Eigenschaften können dazu beitragen, das Risiko für chronische Krankheiten wie Krebs, Herzkrankheiten und neurodegenerative Erkrankungen zu verringern.

Atemwegsgesundheit: Lorbeerblätter haben schleimlösende und hustenlindernde Eigenschaften und werden oft zur Linderung von Atemwegserkrankungen wie Husten, Bronchitis und Asthma eingesetzt. Lorbeerblätter können helfen, Schleim aus den Atemwegen zu lösen und die Atemwege zu beruhigen.

Verbesserung der Hautgesundheit: Lorbeerblätter enthalten Verbindungen, die entzündungshemmend und antibakteriell wirken und zur Verbesserung der Hautgesundheit beitragen können. Lorbeerblattextrakt wird oft in Hautpflegeprodukten verwendet, um Akne zu behandeln, Hautirritationen zu lindern und die Haut zu beruhigen.

Stressabbauend: Der aromatische Duft von Lorbeerblättern kann dazu beitragen, Stress und Angstzustände zu reduzieren und das allgemeine Wohlbefinden zu verbessern. Lorbeerblätter werden oft in der Aromatherapie verwendet, um Entspannung und Ausgeglichenheit zu fördern.

Blutzuckersenkend: Studien haben gezeigt, dass Lorbeerblätter dazu beitragen können, den Blutzuckerspiegel zu senken und die Insulinempfindlichkeit zu verbessern. Dies kann besonders für Menschen mit Diabetes von Vorteil sein, indem es dazu beiträgt, den Blutzuckerspiegel zu stabilisieren und Komplikationen zu verhindern.

Insgesamt sind Lorbeerblätter eine vielseitige und nährstoffreiche Zutat mit einer Vielzahl von gesundheitlichen Vorteilen. Ob als Gewürz in der Küche, als Tee zur inneren Anwendung oder als Zutat in Hautpflegeprodukten, Lorbeerblätter sind eine wertvolle Ergänzung zu einer gesunden Lebensweise.

Rezepte für das perfekte Menü

Lorbeerblätter sind reich an ätherischen Ölen und haben verdauungsfördernde Eigenschaften. Probieren Sie diese Rezepte aus:

Boeuf Bourguignon

Boeuf Bourguignon ist ein klassisches französisches Schmorgericht, das durch seinen reichen Geschmack und seine zarte Textur besticht. Um dieses Gericht zuzubereiten, benötigen Sie:

Rindfleisch (zum Beispiel Rindergulasch oder Rinderbraten), in Würfel geschnitten
Lorbeerblätter
Rotwein (vorzugsweise Burgunder oder ein anderer kräftiger Rotwein)
Gemüse (wie Karotten, Zwiebeln und Sellerie), grob gehackt
Brühe (Rindfleisch- oder Gemüsebrühe)
Gewürze (wie Knoblauch, Thymian und Pfeffer)
Mehl und Butter zum Anbraten des Fleisches (optional)

Zur Zubereitung des Boeuf Bourguignon braten Sie die Rindfleischwürfel in einem großen Topf oder einem Schmortopf in etwas Butter oder Öl an, bis sie rundherum braun sind. Nehmen Sie das Fleisch aus dem Topf und stellen Sie es beiseite. In demselben Topf braten Sie das grob gehackte Gemüse an, bis es weich und leicht gebräunt ist. Geben Sie das Fleisch zurück in den Topf und bestäuben Sie es gegebenenfalls mit etwas Mehl, um die Sauce zu binden. Gießen Sie dann den Rotwein über das Fleisch und das Gemüse und fügen Sie die Lorbeerblätter sowie die Gewürze hinzu. Geben Sie genügend Brühe hinzu, um das Fleisch zu bedecken, und bringen Sie alles zum Kochen. Reduzieren Sie die Hitze, decken Sie den Topf ab und lassen Sie das Boeuf Bourguignon köcheln, bis das Fleisch zart ist und die Aromen sich vermischt haben. Dies dauert normalerweise etwa 2-3 Stunden, je nach Größe der Fleischstücke. Servieren Sie das Boeuf Bourguignon heiß mit Beilagen Ihrer Wahl, wie zum Beispiel Kartoffelpüree oder französisches Baguette, für ein herzhaftes und befriedigendes Mahl.

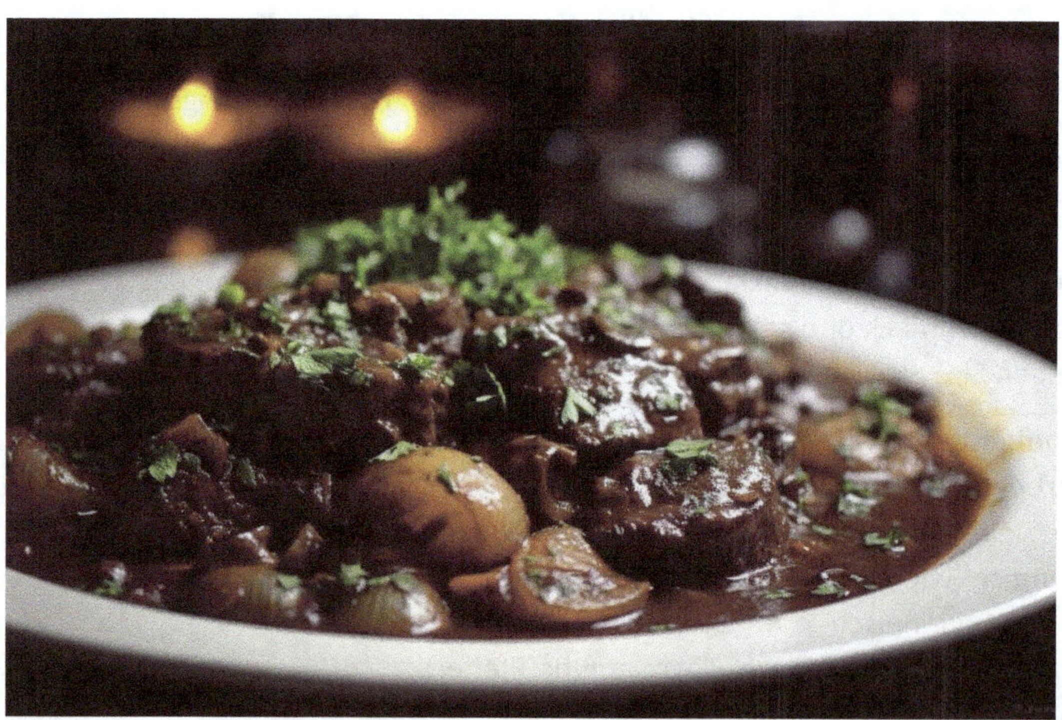

Linsensuppe mit Lorbeer

Linsensuppe mit Lorbeer ist eine wärmende und nahrhafte Suppe, die perfekt für kalte Tage ist und durch die Zugabe von Lorbeerblättern eine zusätzliche Tiefe erhält. Um diese Suppe zuzubereiten, benötigen Sie:

Linsen (grün oder braun), gespült und abgetropft
Gemüse (wie Karotten, Sellerie und Zwiebeln), gewürfelt
Brühe (Gemüse- oder Hühnerbrühe)
Lorbeerblätter
Gewürze (wie Knoblauch, Thymian und Pfeffer)
Olivenöl oder Butter zum Anbraten des Gemüses

Zur Zubereitung der Linsensuppe mit Lorbeer erhitzen Sie etwas Olivenöl oder Butter in einem großen Topf und braten Sie das gewürfelte Gemüse darin an, bis es weich und leicht gebräunt ist. Fügen Sie dann die Linsen, die Lorbeerblätter und die Gewürze hinzu und gießen Sie die Brühe über das Gemüse und die Linsen. Bringen Sie alles zum Kochen und reduzieren Sie dann die Hitze, sodass die Suppe sanft köcheln kann. Decken Sie den Topf ab und lassen Sie die Suppe etwa 30-40 Minuten köcheln, bis die Linsen weich sind und die Aromen sich vermischen. Probieren Sie die Suppe und passen Sie bei Bedarf die Gewürze an. Servieren Sie die Linsensuppe heiß mit frischem Brot oder Croutons als köstliche und nahrhafte Mahlzeit.

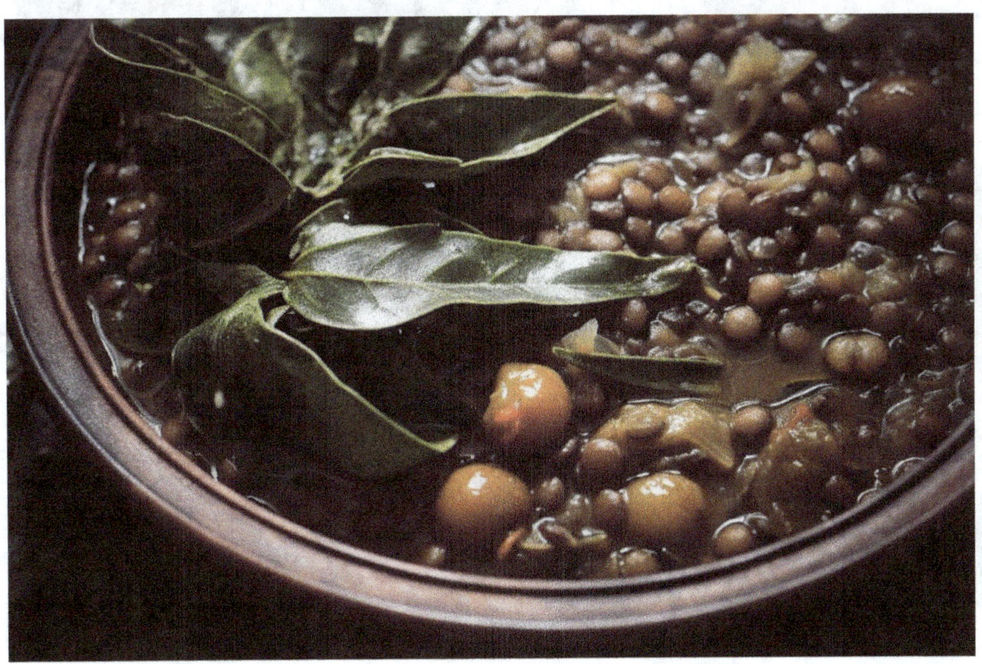

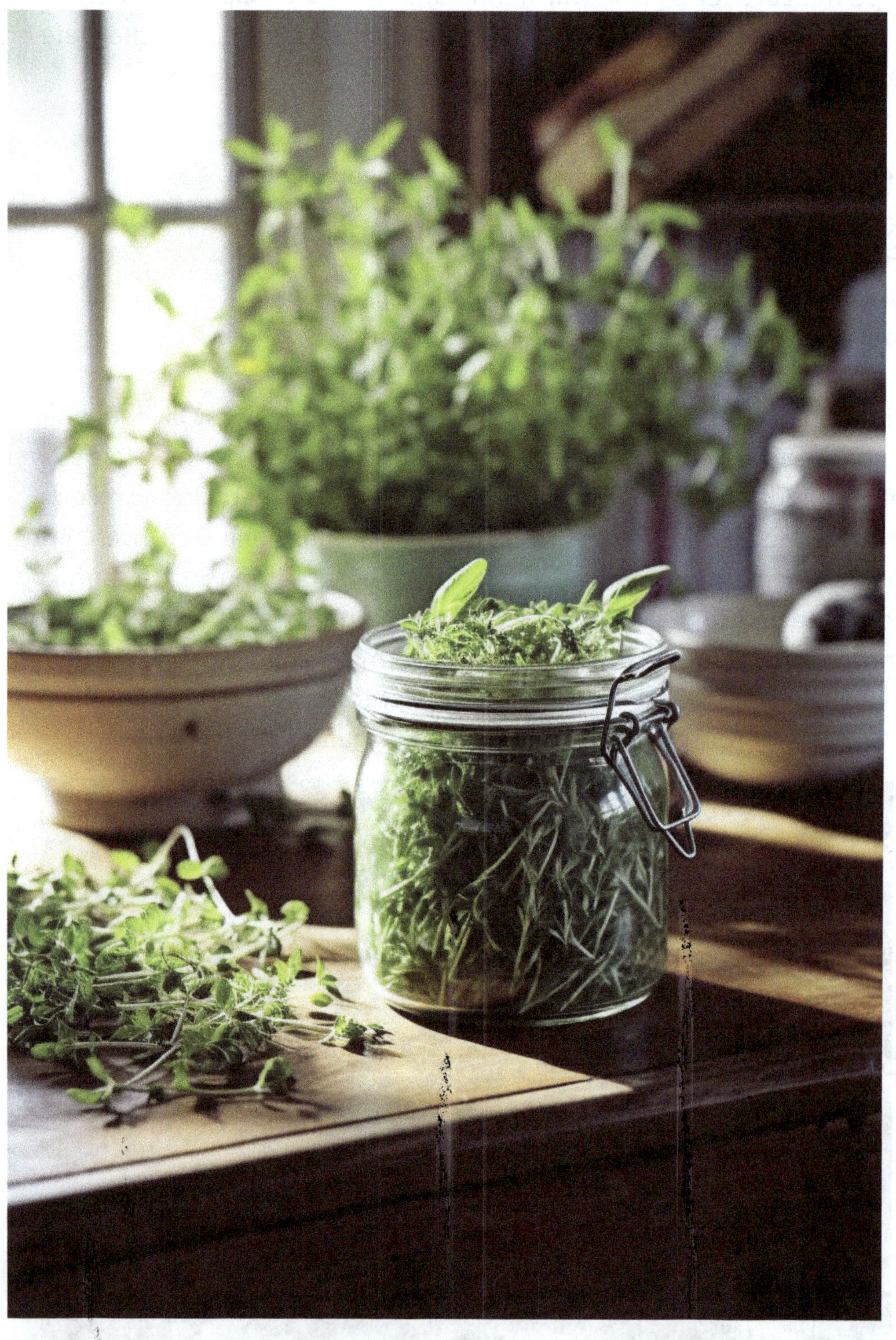

Estragon ist nicht nur ein aromatisches Kraut, sondern hat auch eine Vielzahl von gesundheitlichen Vorteilen. Es ist reich an Nährstoffen wie Vitamin A, C und K sowie Mineralien wie Eisen und Kalzium. Diese Nährstoffe tragen zur Stärkung des Immunsystems bei und unterstützen die Knochengesundheit. Estragon wird traditionell zur Förderung der Verdauung eingesetzt, da er verdauungsfördernde Eigenschaften besitzt und die Produktion von Verdauungssäften stimulieren kann. Darüber hinaus enthält Estragon ätherische Öle wie Estragol, die krampflösende Eigenschaften haben und somit zur Linderung von Magenkrämpfen und Blähungen beitragen können. Estragon wird auch mit einer Verbesserung der Herzgesundheit in Verbindung gebracht, da er helfen kann, den Cholesterinspiegel zu senken und den Blutdruck zu regulieren.

Estragon, auch bekannt als Französischer Estragon oder Drachenkraut, ist eine aromatische Kräuterpflanze, die für ihr subtil anisartiges Aroma und ihre kulinarischen Verwendungszwecke geschätzt wird. Ursprünglich aus Eurasien stammend, wird Estragon seit Jahrhunderten in verschiedenen Küchen auf der ganzen Welt verwendet, insbesondere in der französischen Küche. Die frischen Estragonblätter werden oft als aromatische Zutat in Salaten, Dressings, Saucen und Eintöpfen verwendet und verleihen ihnen einen subtilen und erfrischenden Geschmack. Estragon hat auch medizinische Anwendungen und wird oft zur Linderung von Verdauungsbeschwerden und zur Förderung der Verdauung eingesetzt.

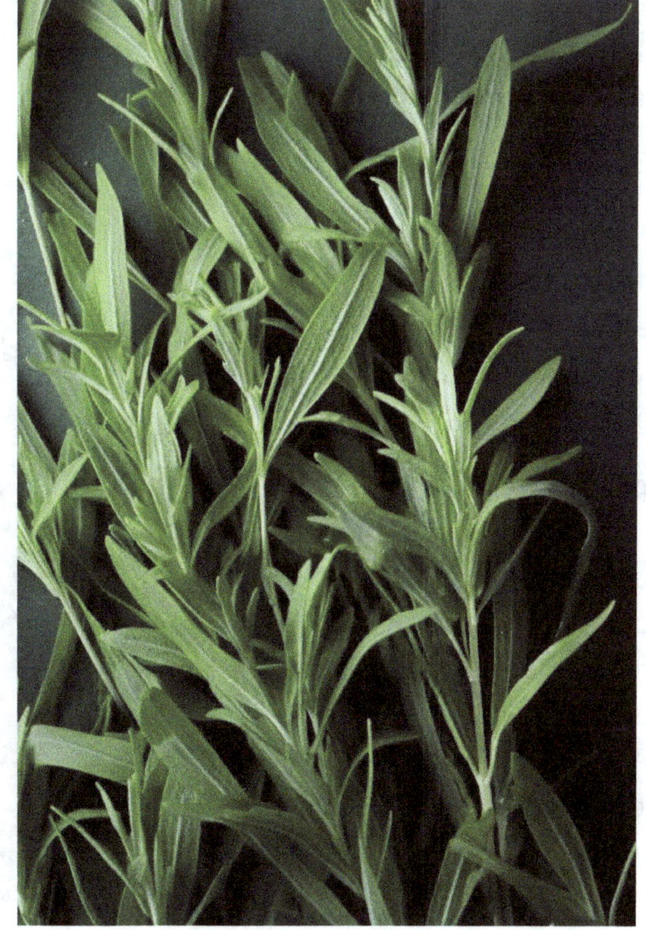

Interessante Tatsache: Estragon wird auch als Drachenkraut bezeichnet.

<u>Bei verschiedenen Krankheiten</u>

Estragon wird traditionell zur Linderung von Verdauungsbeschwerden wie Blähungen, Magenkrämpfen und Verdauungsstörungen eingesetzt. Die krampflösenden Eigenschaften von Estragon können auch bei der Behandlung von Menstruationsbeschwerden wie Krämpfen und Schmerzen hilfreich sein. Darüber hinaus wird Estragon aufgrund seiner beruhigenden Wirkung auch zur Linderung von Stress, Angstzuständen und Schlafstörungen eingesetzt. Einige Studien legen nahe, dass Estragon auch bei der Behandlung von Schlaflosigkeit und unruhigem Schlaf wirksam sein kann, da er beruhigend und entspannend wirkt.

Verdauungsfördernd:
Estragon wird traditionell zur Förderung der Verdauung eingesetzt. Er enthält ätherische Öle wie Estragol, die die Produktion von Verdauungssäften anregen und die Darmmotilität verbessern können. Dies kann dazu beitragen, Verdauungsbeschwerden wie Blähungen, Krämpfe und Verstopfung zu lindern.

Appetitanregend: Estragon hat einen charakteristischen Geschmack und Duft, der den Appetit anregen kann. Er wird oft als Appetitanreger in der Küche verwendet, um den Genuss von Speisen zu steigern und den Appetit zu fördern.

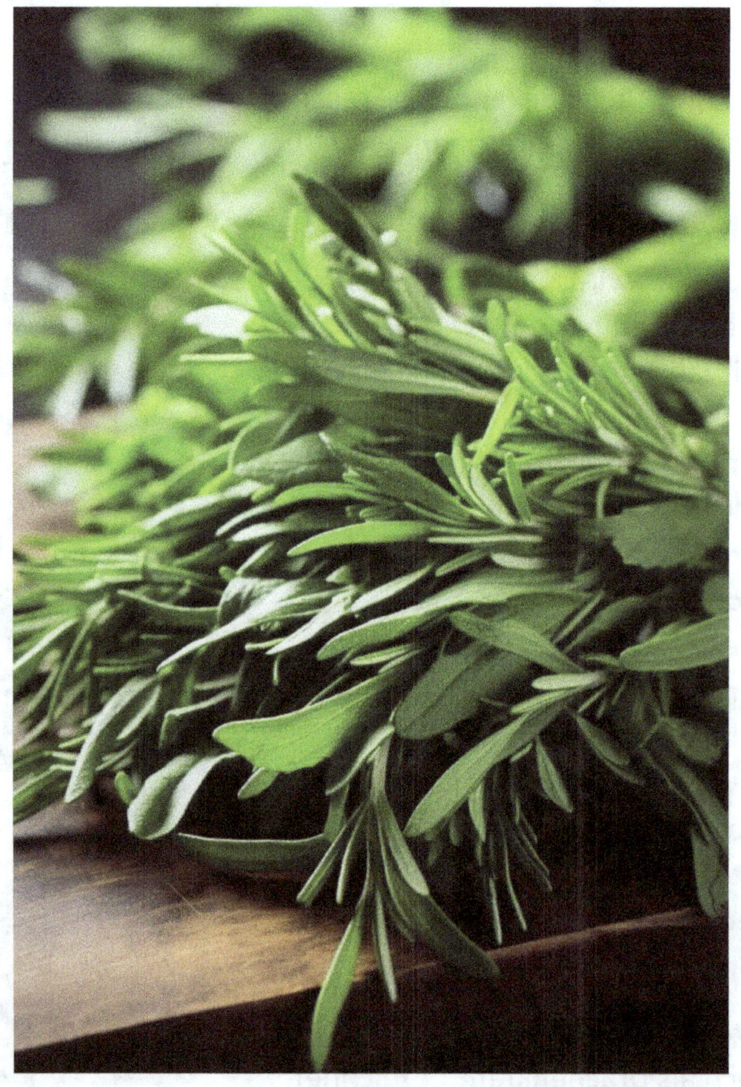

Entzündungshemmend: Estragon enthält entzündungshemmende Verbindungen wie Cumarine und Flavonoide, die dazu beitragen können, Entzündungen im Körper zu reduzieren. Diese Eigenschaften machen Estragon zu einer nützlichen Ergänzung für die Behandlung von entzündlichen Erkrankungen wie Arthritis, Asthma und Darmentzündungen.

Antioxidative Wirkung: Estragon ist reich an Antioxidantien wie Vitamin C und Flavonoide, die dazu beitragen können, Zellschäden durch freie Radikale zu bekämpfen. Diese antioxidativen Eigenschaften können dazu beitragen, das Risiko für chronische Krankheiten wie Krebs, Herzkrankheiten und neurodegenerative Erkrankungen zu verringern.

Krampflösend: Estragon hat krampflösende Eigenschaften, die dazu beitragen können, Muskelkrämpfe und -schmerzen zu lindern. Estragonöl wird oft äußerlich auf die Haut aufgetragen, um Muskelverspannungen zu lösen und die Muskelentspannung zu fördern.

Verbesserung der Herzgesundheit: Die entzündungshemmenden und antioxidativen Eigenschaften von Estragon können dazu beitragen, das Risiko für Herz-Kreislauf-Erkrankungen zu verringern. Estragon kann den Cholesterinspiegel senken, die Blutgefäße entspannen und den Blutdruck regulieren, was zu einer gesünderen Herzfunktion führt.

Verbesserung der Mundgesundheit: Estragon hat antimikrobielle Eigenschaften, die dazu beitragen können, Bakterien im Mund zu bekämpfen und die Mundgesundheit zu verbessern. Estragonöl wird oft zur Behandlung von Zahnfleischentzündungen und Mundgeruch eingesetzt.

Insgesamt ist Estragon eine vielseitige und nährstoffreiche Kräuterpflanze mit einer Vielzahl von gesundheitlichen Vorteilen. Ob als Gewürz in der Küche, als Tee zur inneren Anwendung oder als ätherisches Öl in der Aromatherapie, Estragon ist eine wertvolle Ergänzung zu einer gesunden Lebensweise.

<u>Rezepte für das perfekte Menü</u>

Estragon hat verdauungsfördernde Eigenschaften und verleiht Gerichten einen aromatischen Geschmack. Versuchen Sie diese Rezepte:

<u>Hähnchensalat mit Estragon</u>

Hähnchensalat mit Estragon ist eine erfrischende und köstliche Möglichkeit, gegrilltes oder gebratenes Hähnchenfleisch zu genießen. Die Zugabe von Estragon verleiht diesem Salat einen einzigartigen Geschmack. Um diesen Salat zuzubereiten, benötigen Sie:

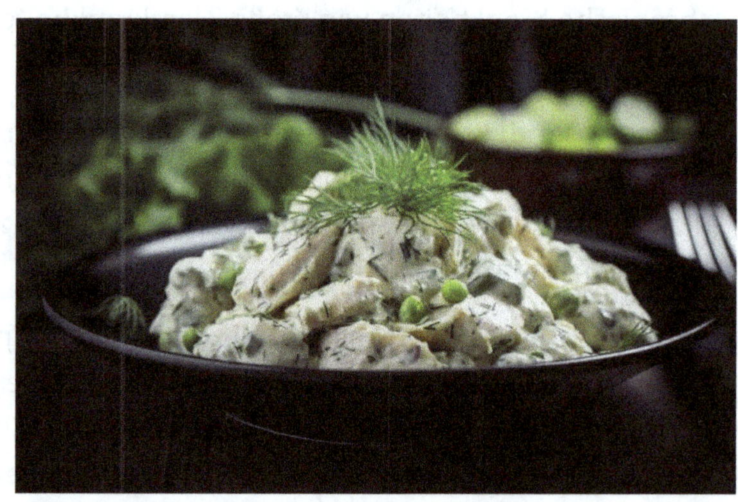

- Gebratenes oder gegrilltes Hähnchenfleisch, in mundgerechte Stücke geschnitten
- Frischer Estragon, fein gehackt
- Joghurt, Senf
- Frischer Zitronensaft
- Salz und Pfeffer zum Abschmecken

Zur Zubereitung des Hähnchensalats mit Estragon vermengen Sie das gebratene oder gegrillte Hähnchenfleisch in einer Schüssel mit dem gehackten Estragon. In einer separaten kleinen Schüssel mischen Sie den Joghurt mit dem Senf und dem frischen Zitronensaft, um ein Dressing zuzubereiten. Geben Sie das Dressing über das Hähnchen und den Estragon und vermengen Sie alles gut, damit sich die Aromen vermischen. Würzen Sie den Salat nach Geschmack mit Salz und Pfeffer und passen Sie die Gewürze an, um den Geschmack zu optimieren. Servieren Sie den Hähnchensalat auf einem Bett aus frischem Salat oder als Füllung für Sandwiches oder Wraps für ein leichtes und befriedigendes Mahl.

<u>**Estragonessig**</u>

Estragonessig ist ein aromatischer Essig, der mit frischem Estragon infundiert wird und Salate, Dressings und Saucen mit seinem einzigartigen Geschmack verfeinert. Um Estragonessig zuzubereiten, benötigen Sie:

Frischen Estragon
Weißweinessig oder Apfelessig

Zur Zubereitung des Estragonessigs füllen Sie ein sauberes Glas oder eine Flasche etwa zur Hälfte mit frischem Estragon. Gießen Sie dann den Weißweinessig oder Apfelessig über den Estragon, bis er vollständig bedeckt ist. Verschließen Sie das Glas oder die Flasche fest und lassen Sie den Essig mindestens eine Woche lang an einem kühlen, dunklen Ort ziehen, damit sich die Aromen vermischen können. Nach einer Woche können Sie den Estragonessig durch ein feines Sieb oder ein Mulltuch abseihen, um die Estragonblätter zu entfernen, und den Essig in eine saubere Flasche oder ein Glas umfüllen. Verschließen Sie die Flasche oder das Glas und lagern Sie den Estragonessig im Kühlschrank, um ihn länger frisch zu halten. Verwenden Sie den Estragonessig zum Würzen von Salaten, zum Marinieren von Fleisch oder Geflügel oder zum Verfeinern von Saucen und Dressings für eine zusätzliche Geschmacksnote.

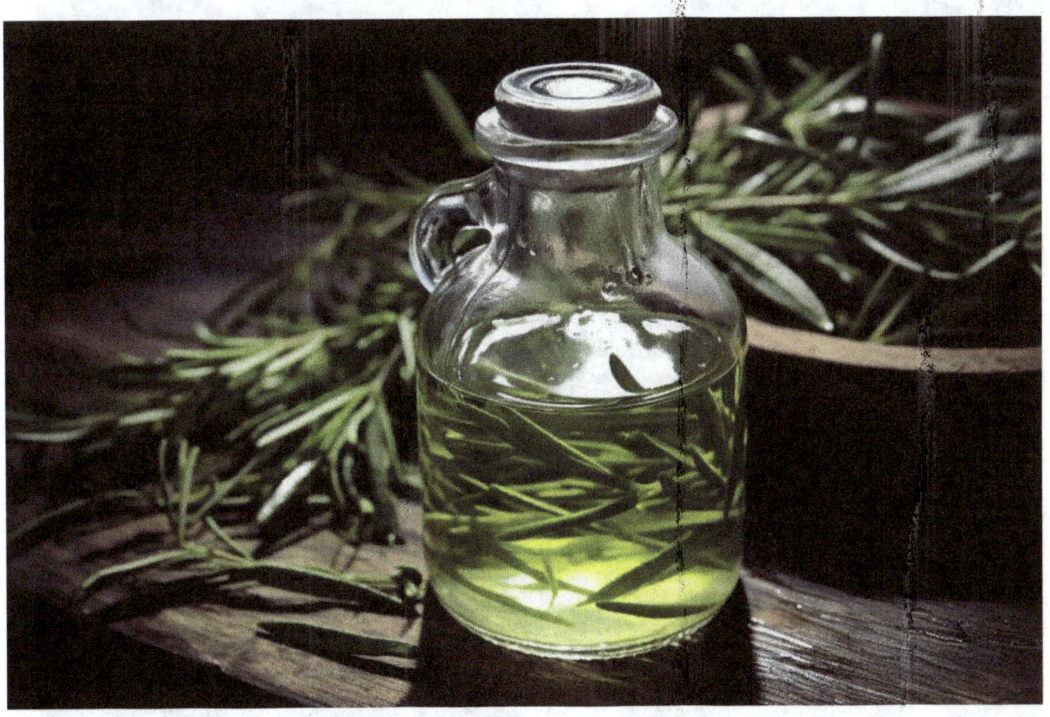

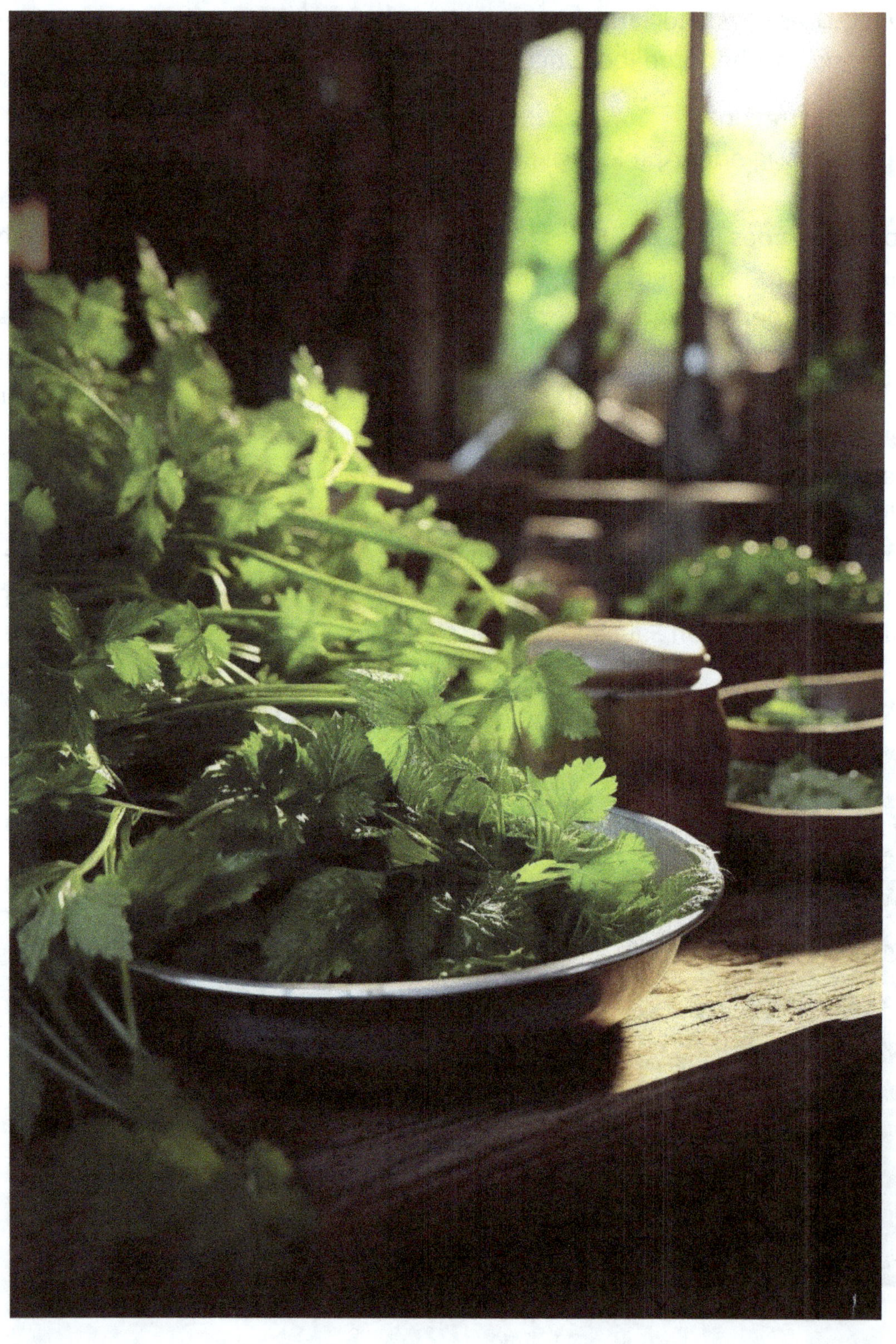

Zitronenmelisse ist nicht nur ein erfrischendes Kraut, sondern hat auch eine Vielzahl von gesundheitlichen Vorteilen. Sie ist reich an ätherischen Ölen wie Citral und Geraniol sowie Flavonoiden und Phenolsäuren. Diese Verbindungen verleihen der Zitronenmelisse entzündungshemmende, antioxidative und beruhigende Eigenschaften. Zitronenmelisse wird traditionell zur Linderung von Stress und Angstzuständen eingesetzt, da sie beruhigende Eigenschaften hat und das Nervensystem entspannen kann. Darüber hinaus wird Zitronenmelisse auch zur Linderung von Magenbeschwerden wie Magenkrämpfen und Übelkeit eingesetzt. Einige Studien legen nahe, dass Zitronenmelisse auch zur Verbesserung der Schlafqualität beitragen kann, indem sie helfen kann, Schlaflosigkeit und unruhigen Schlaf zu lindern.

Zitronenmelisse ist eine duftende und erfrischende Kräuterpflanze, die für ihr zitroniges Aroma und ihre beruhigenden Eigenschaften geschätzt wird. Ursprünglich aus dem östlichen Mittelmeerraum stammend, wird Zitronenmelisse seit Jahrhunderten in verschiedenen Kulturen als Gewürz, Heilmittel und aromatische Zutat verwendet. Die frischen Zitronenmelisseblätter werden oft als Zutat in Getränken wie Tee, Limonaden und Cocktails verwendet und verleihen ihnen einen erfrischenden Geschmack. Zitronenmelisse hat auch medizinische Anwendungen und wird oft zur Linderung von Stress, Angstzuständen und Schlaflosigkeit eingesetzt.

Interessante Tatsache: Zitronenmelisse wurde im Mittelalter verwendet, um das Leben zu verlängern und den Geist zu erheben.

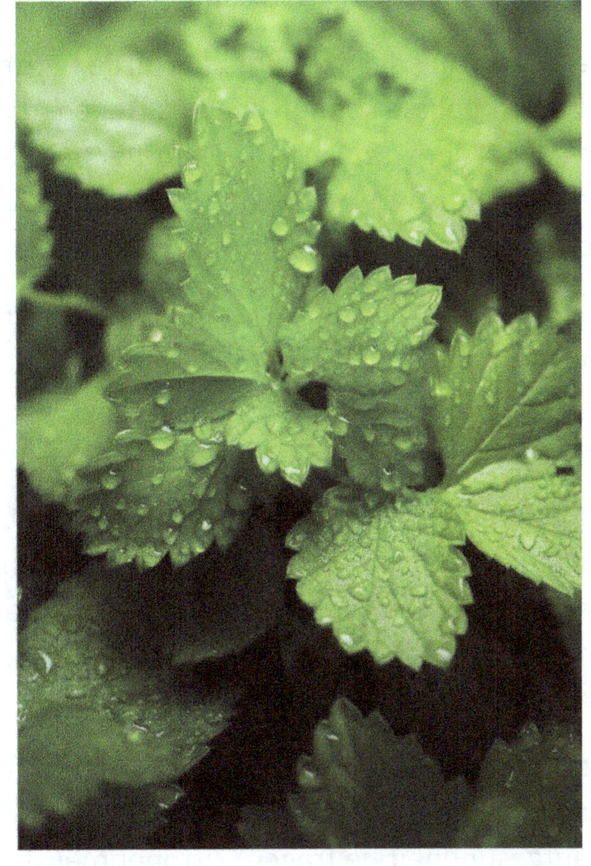

Bei verschiedenen Krankheiten

Zitronenmelisse wird traditionell zur Linderung von Stress, Angstzuständen und Schlafstörungen eingesetzt. Die beruhigenden und entspannenden Eigenschaften von Zitronenmelisse können auch bei der Behandlung von Depressionen und nervöser Unruhe hilfreich sein. Darüber hinaus wird Zitronenmelisse aufgrund ihrer verdauungsfördernden Wirkung auch zur Linderung von Verdauungsbeschwerden wie Blähungen, Magenkrämpfen und Verdauungsstörungen eingesetzt. Einige Studien legen nahe, dass Zitronenmelisse auch bei der Behandlung von Herpesviren wie Lippenherpes wirksam sein kann, da sie antivirale Eigenschaften besitzt und die Heilung beschleunigen kann.

Beruhigende Wirkung: Zitronenmelisse hat eine beruhigende Wirkung auf den Körper und den Geist. Sie enthält ätherische Öle wie Citral und Geraniol, die eine entspannende Wirkung haben können. Zitronenmelissentee wird oft verwendet, um Stress abzubauen, Angstzustände zu reduzieren und Schlafstörungen zu behandeln.

Verbesserung der Schlafqualität: Die beruhigenden Eigenschaften von Zitronenmelisse können dazu beitragen, die Schlafqualität zu verbessern und Schlafstörungen zu lindern. Zitronenmelissentee wird traditionell als natürliches Beruhigungsmittel verwendet, um Schlaflosigkeit zu behandeln und einen erholsamen Schlaf zu fördern.

Verdauungsfördernd: Zitronenmelisse kann die Verdauung unterstützen und Magen-Darm-Beschwerden lindern. Sie hat krampflösende und entzündungshemmende Eigenschaften, die dazu beitragen können, Verdauungsbeschwerden wie Blähungen, Krämpfe und Verstopfung zu lindern.

Antioxidative Wirkung: Zitronenmelisse ist reich an Antioxidantien wie Flavonoide und Phenolsäuren, die dazu beitragen können, Zellschäden durch freie Radikale zu bekämpfen. Diese antioxidativen Eigenschaften können dazu beitragen, das Risiko für chronische Krankheiten wie Krebs, Herzkrankheiten und neurodegenerative Erkrankungen zu verringern.

Verbesserung der Hautgesundheit: Die entzündungshemmenden und antibakteriellen Eigenschaften von Zitronenmelisse können zur Verbesserung der Hautgesundheit beitragen. Zitronenmelissenöl wird oft äußerlich auf die Haut aufgetragen, um Hautreizungen zu lindern, Akne zu behandeln und die Haut zu beruhigen.

Stärkung des Immunsystems: Zitronenmelisse kann dazu beitragen, das Immunsystem zu stärken und die Abwehrkräfte des Körpers gegen Infektionen zu verbessern. Sie enthält Verbindungen, die die Produktion von Immunzellen erhöhen und die Immunantwort des Körpers auf Krankheitserreger verbessern können.

Verbesserung der kognitiven Funktion: Studien legen nahe, dass Zitronenmelisse dazu beitragen kann, die kognitive Funktion zu verbessern und die geistige Leistungsfähigkeit zu steigern. Sie kann die Konzentration und das Gedächtnis unterstützen sowie die mentale Klarheit und Aufmerksamkeit verbessern.

Insgesamt ist Zitronenmelisse eine vielseitige und wohltuende Kräuterpflanze mit einer Vielzahl von gesundheitlichen Vorteilen. Ob als Tee zur inneren Anwendung, als ätherisches Öl in der Aromatherapie oder als Zutat in Hautpflegeprodukten, Zitronenmelisse ist eine wertvolle Ergänzung zu einer gesunden Lebensweise.

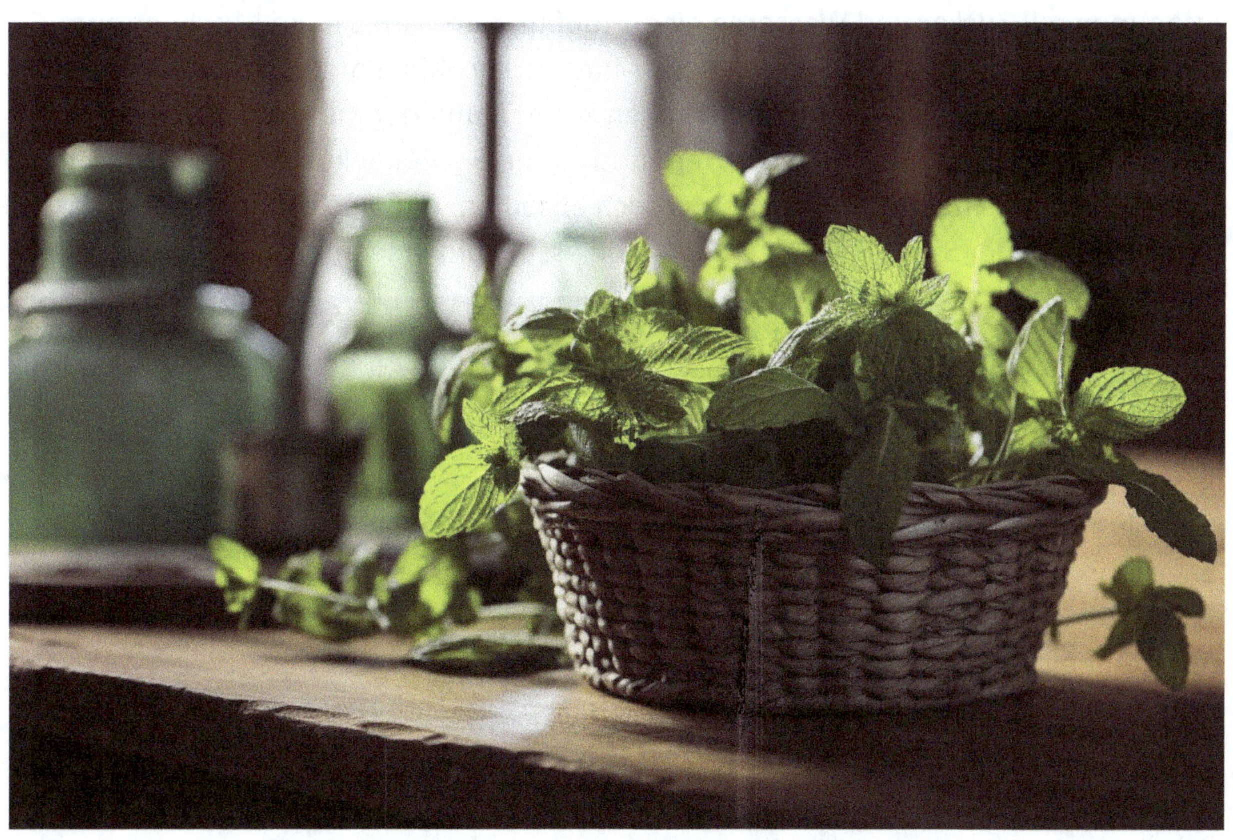

<u>Rezepte für das perfekte Menü</u>

Zitronenmelisse hat beruhigende Eigenschaften und einen erfrischenden Zitronengeschmack. Probieren Sie diese Rezepte aus:

<u>Zitronenmelisse-Sirup</u>

Zitronenmelisse-Sirup ist ein erfrischender Sirup, der Cocktails, Desserts und sogar erfrischende Getränke wie Limonade oder Eistee verfeinert. Um diesen Sirup zuzubereiten, benötigen Sie:

Frische Zitronenmelisseblätter
Zucker
Wasser

Zur Zubereitung des Zitronenmelisse-Sirups geben Sie die Zitronenmelisseblätter zusammen mit Zucker und Wasser in einen Topf und bringen Sie die Mischung zum Kochen. Lassen Sie den Sirup dann einige Minuten köcheln, damit sich die Aromen der Zitronenmelisse in den Sirup übertragen können und der Zucker sich vollständig auflöst. Nehmen Sie den Sirup vom Herd und lassen Sie ihn abkühlen. Sie können den Sirup durch ein feines Sieb oder ein Mulltuch abseihen, um die Zitronenmelisseblätter zu entfernen, oder Sie können sie im Sirup belassen, um eine intensivere Aromatisierung zu erzielen. Füllen Sie den Sirup in saubere Flaschen oder Gläser und bewahren Sie ihn im Kühlschrank auf, um ihn länger frisch zu halten. Verwenden Sie den Zitronenmelisse-Sirup, um Cocktails zu süßen, Desserts zu aromatisieren oder erfrischende Getränke zu verfeinern.

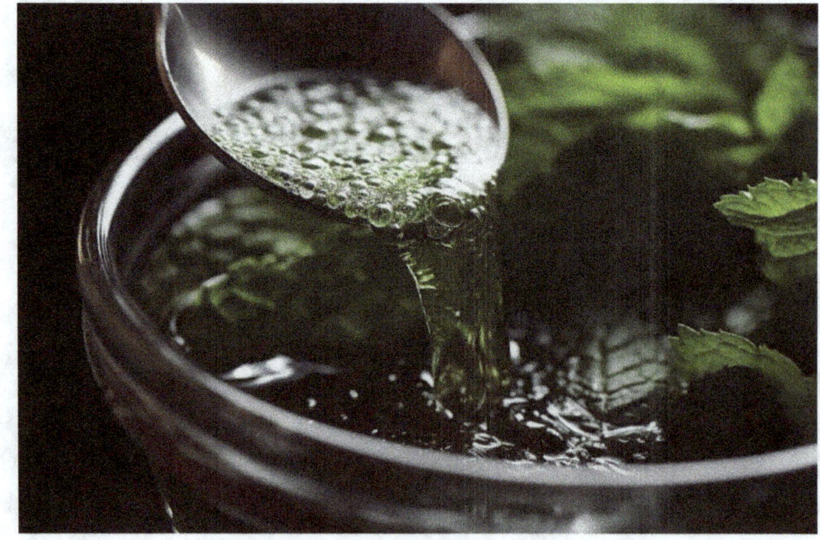

Zitronenmelisse-Tee

Zitronenmelisse-Tee ist ein beruhigendes Getränk, das sowohl heiß als auch kalt genossen werden kann und für seine entspannenden Eigenschaften bekannt ist. Um diesen Tee zuzubereiten, benötigen Sie:

Frische Zitronenmelisseblätter
Heißes Wasser

Zur Zubereitung des Zitronenmelisse-Tees geben Sie eine Handvoll frischer Zitronenmelisseblätter in eine Teekanne oder eine Tasse. Gießen Sie dann heißes Wasser über die Zitronenmelisseblätter und lassen Sie den Tee etwa 5-10 Minuten lang ziehen, je nach gewünschter Intensität des Geschmacks. Sie können den Zitronenmelisse-Tee nach Belieben süßen, zum Beispiel mit Honig oder Zucker, oder einfach nur pur genießen. Dieser Tee ist perfekt als beruhigendes Getränk am Abend oder als erfrischende Option an warmen Tagen.

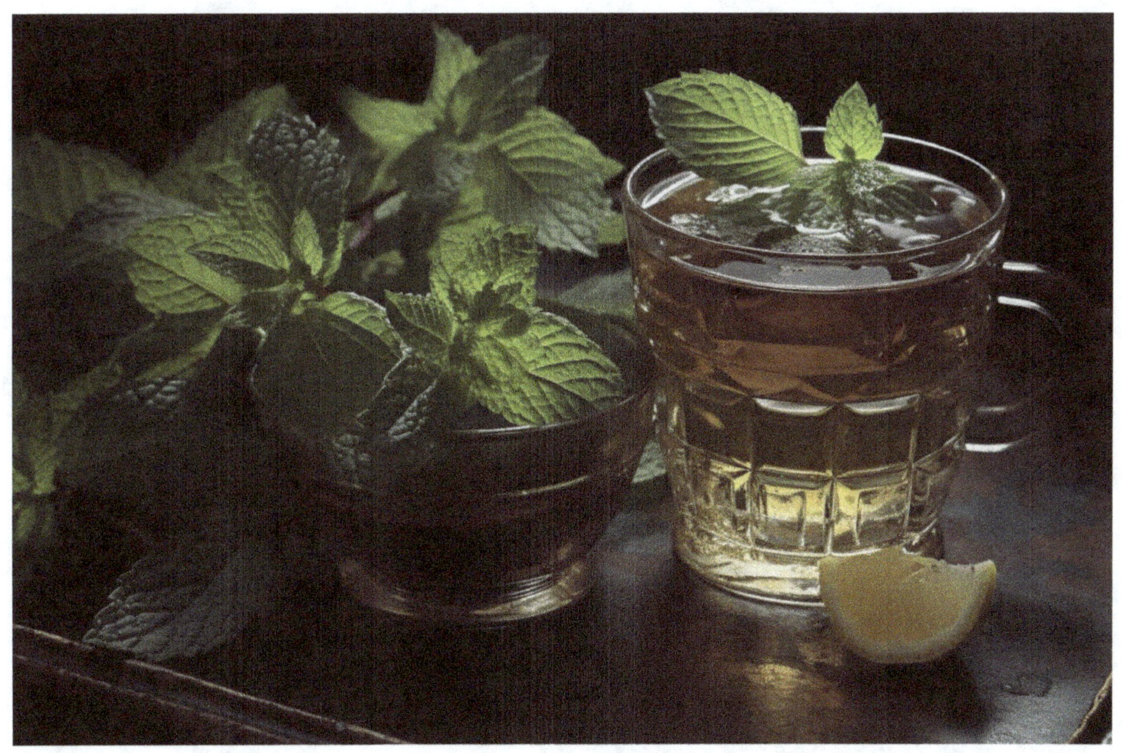

Rezeptregister

Hier finden Sie eine Zusammenfassung aller vorgestellten Rezepte für Ihre einfache Nachbereitung.

Nachdem Sie «Die 14 besten Kräuter für Ihre Küche» durchgeblättert haben, hoffe ich, dass Sie inspiriert und motiviert sind, diese vielseitigen Kräuter in Ihre kulinarischen Abenteuer zu integrieren. In diesem Buch haben wir nicht nur die wohltuenden Eigenschaften dieser Kräuter beleuchtet, sondern auch köstliche Rezepte präsentiert, die Sie leicht in Ihren Alltag integrieren können. Bevor wir uns verabschieden, möchte ich einige wichtige Punkte hervorheben:

Vielfalt und Zugänglichkeit: Eines der schönsten Dinge an Kräutern ist ihre Vielfalt und Zugänglichkeit. Egal ob Basilikum, Rosmarin, Salbei oder Zitronenmelisse - diese Kräuter sind in den meisten Lebensmittelgeschäften oder sogar in Ihrem eigenen Garten erhältlich. Sie sind kostengünstig, leicht zugänglich und können Ihre Küche in vielerlei Hinsicht bereichern.

Gesundheitliche Vorteile: Die regelmäßige Verwendung von Kräutern in Ihrer Küche kann zahlreiche gesundheitliche Vorteile bieten. Von der Verdauungsförderung über die Stärkung des Immunsystems bis hin zur Verbesserung der Stimmung - die Möglichkeiten sind vielfältig und erstaunlich. Indem Sie diese Kräuter in Ihre Mahlzeiten integrieren, können Sie nicht nur Ihren Geschmackssinn erfreuen, sondern auch Ihre Gesundheit unterstützen.

Kulinarische Vielfalt: Die Rezepte in diesem Buch zeigen, wie vielseitig Kräuter in der Küche eingesetzt werden können. Von einfachen Salaten und Suppen bis hin zu raffinierten Hauptgerichten und Desserts - die Möglichkeiten sind endlos. Durch die Verwendung von frischen Kräutern können Sie Ihren Gerichten eine aromatische Note verleihen und Ihren kulinarischen Horizont erweitern.

Kreativität und Experimentierfreude: Die Welt der Kräuter ist voller Möglichkeiten und bietet Raum für Kreativität und Experimentierfreude. Haben Sie keine Angst, neue Kombinationen auszuprobieren und Ihre eigenen Rezepte zu kreieren. Seien Sie mutig und experimentierfreudig - Sie könnten überrascht sein, wie köstlich und nahrhaft Ihre Kreationen sein können.

Abschließend möchte ich Ihnen für Ihr Interesse an diesem Buch danken. Ich hoffe, dass es Ihnen dabei geholfen hat, die wunderbare Welt der Kräuter zu entdecken und sie zu Ihren besten Küchenhelfern zu machen. Mögen Ihre Mahlzeiten stets köstlich, gesund und mit einem Hauch von Kräutern gewürzt sein. Bon Appétit!

Daria Sauer